AF534088

Liesel Baumgart | Marlies Hand

Bach-Blüten für Tiere

Liesel Baumgart
Marlies Hand

Selbsthilfe – schnell und einfach

Bach-Blüten für Tiere

Oertel+Spörer

Abbildungsnachweis:

Titelbild: großes Bild Joujou (Pixelio), kleine Bilder (3) Dr. Gabriele Lehari

Innenteilbilder:

Arco Images: Dieter Heinemann S. 55; Stephen Dalton S. 47

Pixelio: Annamartha S. 44 u.l.; chocolat01 S. 32 u.l.; Rosel Eckstein S. 66 u.r.; Gerhard Glebener S. 56; Joujou S. 40 u.l.; Harald KU S. 18 u.l.; Luise S. 40 o.l.; Helmut J. Salzer S. 17; Helga Schmadel S. 18 o.l.; Susanne Schmich S. 32 o.l., 62; Thomas Scholz S. 48; Udo Sodeikat S. 44 o.l.; Sterntaler62 S. 18 u.r.; Rainer Sturm S. 28, 44 o.r., 52; Renate Tröße S. 18 o.r.; Angelika Wolter S. 59

Wikimedia Commons: Agrimonia_eupatoria S. 32 o.r.; Bourgeon-Aesculus-hippocastanum S. 26; Bromus_ramosus_IP0706072 S. 62 u.r.; Calluna_vulgaris_0002 S. 22; Carpinus_betulus_kz1 S. 66 o.r.; Ceratostigma_willmottianum_A S. 40 o.r.; Clematis_vitalba02 S. 62 o.r.; Fagus_sylvatica_1 S. 66 o.l.; HottoniaPalustrisAspect S. 40 u.r.; Ilex_aquifolium_003 S. 62 u.l.; Mimulus_guttatus_003 S. 32 u.r.; Salix_alba-vitellina-jd_plt S. 66 u.l.; Populus_tremula_IP0605001 S. 60; Scleranthus_annuus_bords-moselle-tonnoy_54_11052002_2 S. 8; Verbena_officinalis_Dingli_Cliffs_Malta S. 12; Wein_Blätter_Blüte_Trauben S. 51

Alle anderen Bilder von Dr. Gabriele Lehari

Haftungsausschluss

Die Hinweise in diesem Buch stammen von den Autorinnen. Es kçnnen jedoch keinerlei Garantien übernommen werden.
Eine Haftung der Autorinnen bzw. des Verlages und seiner Beauftragten für Personen-, Sach- und Vermögensschäden ist ausgeschlossen.

Bibliografische Information der Deutschen Nationalbibliothek

Die Deutsche Nationalbibliothek verzeichnet diese Publikation in der Deutschen Nationalbibliografie; detaillierte bibliografische Daten sind im Internet über http://dnb.d-nb.de abrufbar.

Postfach 1642 · 72706 Reutlingen
4., überarbeitete Auflage

Lektorat: Dr. Gabriele Lehari
Layout, DTP und Repro: Oertel+Spörer Verlag, Bettina Mehmedbegović
Druck und Bindung: Oertel+Spörer Druck und Medien-GmbH+Co., Riederich
Printed in Germany
ISBN 978-3-88627-910-4

Inhalt

Vorwort

In der heutigen Zeit suchen immer mehr Menschen nach hilfreichen Alternativen zur Schulmedizin, die oft nur die Symptome behandelt, der eigentlichen Erkrankung jedoch meist kaum auf den Grund geht. Es ist nur natürlich, dass wir auch unsere geliebten Tiere auf sanfte Art heilen möchten. Seit Erscheinen dieses Buches im Jahr 2000 hat die Bach-Blüten-Therapie einen enormen Aufschwung genommen. Waren wir damals noch Vorreiter, so ist unser Buch mittlerweile zum Standardwerk geworden, das eine zeitgemäße, schnelle und einfache Handhabung bietet und wohl in nahezu keiner Tierheilpraxis fehlt. Bei den Tierhaltern ist der Informationsbedarf immer noch recht groß. Viele kennen und verwenden zwar die Rescue-Tropfen (Notfallmischung „Rescue Remedy"), kommen aber oft nur wenig darüber hinaus. Immer wieder stößt man im Gespräch noch auf begrenzte Vorstellungen von der Bach-Blüten-Therapie. Ein Mediziner fragte einmal: „Wie kann denn ein Mittel jede Krankheit heilen?" Er war davon ausgegangen, dass mit Rescue Remedy die gesamten Bach-Blüten gemeint seien.
Bach-Blüten-Essenzen enthalten keine Wirkstoffe im herkömmlichen Sinn. Sie geben dem Körper durch ihre Energie positive Impulse zur Selbstheilung. Wir bedienen uns hier der heilenden Schwingungen von 37 Blüten und einem Heilquellwasser (Rock Water). Damit können nicht nur Krankheiten geheilt werden. Auch die seelischen Nöte, die zu der Krankheit führten, werden aufgearbeitet.

Tierärzte sind oft überfordert mit Problemen wie „Mein Hund schläft nur noch!", „Meine Katze will nicht spielen!", „Mein Papagei beißt sich alle Federn aus!" Hier braucht die Tierseele dringend Hilfe. Dr. Bachs Überzeugung war: Eine der 38 Bach-Blüten (37 + Heilquellwasser) lässt Körper und Seele in jeder nur möglichen Krise gesunden. Unsere Tipps sollen Ihnen dabei helfen, die richtige Blüte für Ihr Tier zu finden.
Große Einsatzgebiete, in denen Bach-Blüten noch viel häufiger verwendet werden sollten, sind Erziehung und traumatisierte Abgabetiere, besonders in Tierheimen, und Tiere aus dem Ausland.

Den Autorinnen liegt es sehr am Herzen, dass die Bach-Blüten-Therapie besser verstanden wird.
Wir haben weitere Erfahrungen gesammelt. Neue Erkenntnisse wurden in das Buch eingefügt, das Symptomregister ist umfangreicher geworden.

Auf der Website www.bach-blumenwiese.de finden Sie weiterführende Informationen zum Lernen für Anfänger und zum Vertiefen für Fortgeschrittene.

Marlies Hand
Liesel Baumgart

Die Autorinnen

Marlies Hand vermittelt durch ihr Fachwissen aus medizinischer Labordiagnostik und Biochemie (chemisch-technische Assistentin) die Bach-Blüten-Therapie für Mensch und Tier besonders praxisorientiert. In zahlreichen Vorträgen, Seminaren und in ihren Sachbüchern bietet sie seit vielen Jahren Unterstützung zur erfolgreichen Selbsthilfe. Sie legt Wert auf einen einfachen Einstieg und schnellen Umgang mit den Bach-Blüten.

Liesel Baumgart hat die Bach-Blüten-Therapie seit über 20 Jahren bei sieben eigenen Hunden angewendet und pflegt einen Erfahrungsaustausch mit Marlies Hand in Theorie und Praxis. Als Leiterin einer Interessengemeinschaft für Bearded Collies sowie im großen Bekanntenkreis konnte sie mit Bach-Blüten vielen Tieren helfen, die teilweise von den Tierärzten als „hoffnungslose Fälle" bezeichnet wurden. Als Autorin zahlreicher Hundebücher und Fachartikel liegt es nahe, dass sie andere Tierhalter mit diesem Buch am Segen der Bach-Blüten teilhaben lassen möchte.

www.bach-blumenwiese.de

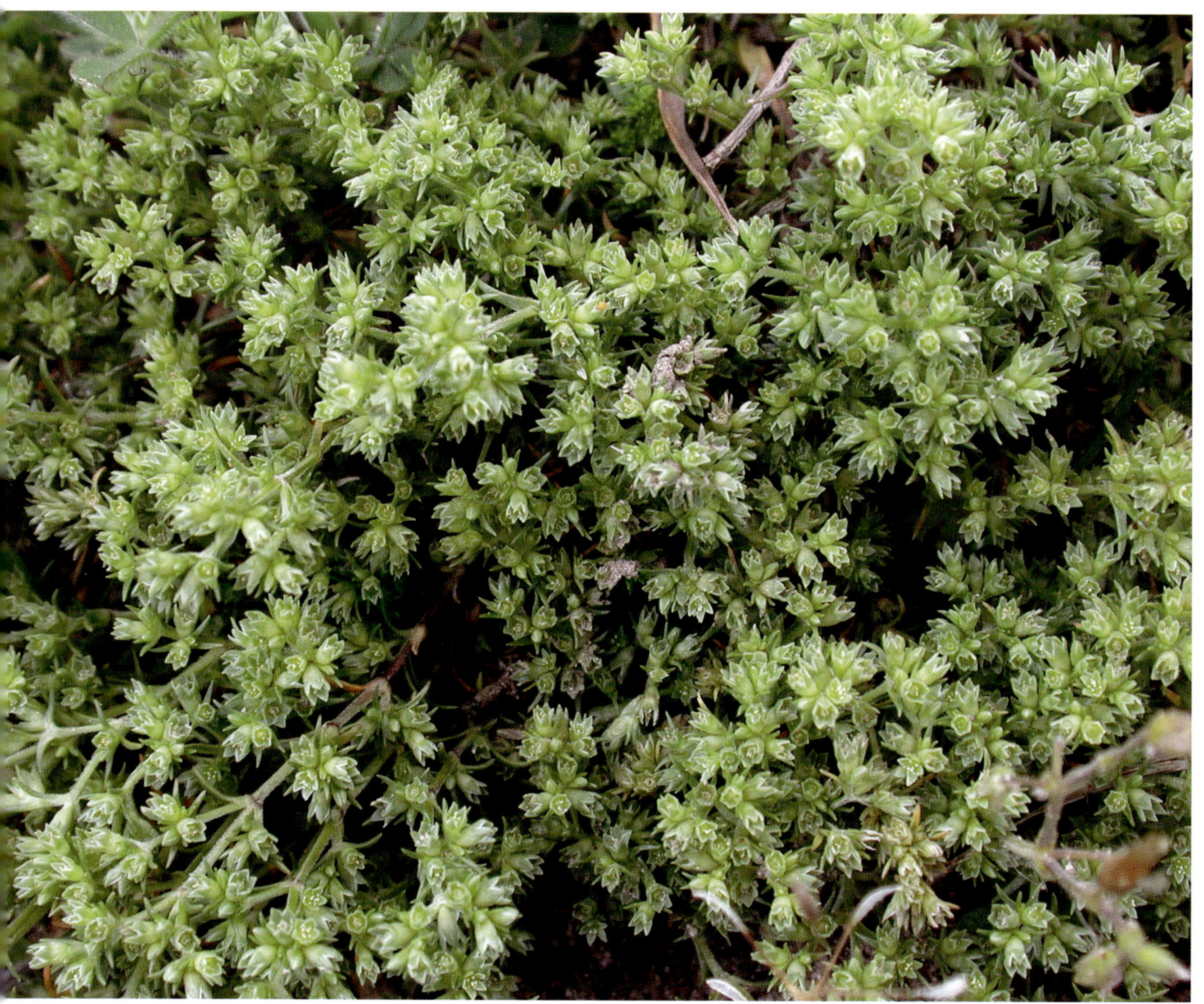

Scleranthus

Bach-Blüten – was ist das?

Mit der zunehmenden Bekanntheit der Bach-Blüten hat es sich herumgesprochen, dass Bach-Blüten keine Blumen sind, die irgendwo an einem Bach wachsen, wie mancher früher dachte.
Es handelt sich vielmehr um Essenzen aus den Blüten von 37 wild wachsenden Pflanzen, um die Verdünnung des heilkräftigen Wassers einer Felsenquelle sowie um eine Kombination von fünf Blütenessenzen zur Sofortmaßnahme (Rescue Remedy, auch „Notfalltropfen" oder „Erste-Hilfe-Tropfen" genannt). Alle zusammen ergeben die 39 Bach-Blüten, die hier im Einzelnen beschrieben werden.

Negative Gemütszustände

Dem englischen Arzt Dr. Edward Bach (1886 – 1936) fiel auf, dass Krankheiten mit bestimmten Gemütszuständen einhergehen, dass also im Grunde die Seele krank ist. Krankheit soll als Warnsignal des Körpers verstanden werden: ein Aufruf der Seele, die Lebensgewohnheiten zu ändern. Da dies vom Patienten nicht hinreichend wahrgenommen bzw. geändert wird, drückt der Körper die psychischen Missstände durch Krankheit aus.

Als angesehener Arzt widmete sich Dr. Bach zunächst den Darmbakterien und entwickelte Stoffe gegen die sieben negativen Gemütszustände, die er unterschied:

1. Befürchtungen und Angst
2. Unsicherheit
3. Mangelndes Interesse an der Gegenwart
4. Einsamkeit und Isolation
5. Überempfindlichkeit gegenüber Einflüssen
6. Verzweiflung und Mutlosigkeit
7. Übermäßige Sorge um das Wohl anderer (Einmischung)

Natürlicher als Bakterien: Blüten

Schließlich wandte sich Dr. Bach von den Darmbakterien ab und suchte etwas Gleichwertiges, „Reines" in der Natur. Dabei war er bewusst nicht auf der Suche nach herkömmlichen Wirkstoffen, sondern – wie er es nannte – nach göttlichen Heilkräften. Durch Intuition und Selbstversuche fand er heraus, dass Tautropfen von Blütenblättern heilende Energie an den menschlichen Körper abgeben und negative Gemütszustände ausgleichen können. Mittels Sonnenlicht bzw. durch Abkochung gelang es ihm, die Energie der Blüten auf Wasser als Trägersubstanz zu übertragen. So entstehen noch heute die Urtinkturen, die man – verdünnt und mit Alkohol konserviert – in jeder Apotheke oder über einen Tierarzt mit Apothekenzulassung rezeptfrei bekommen kann.

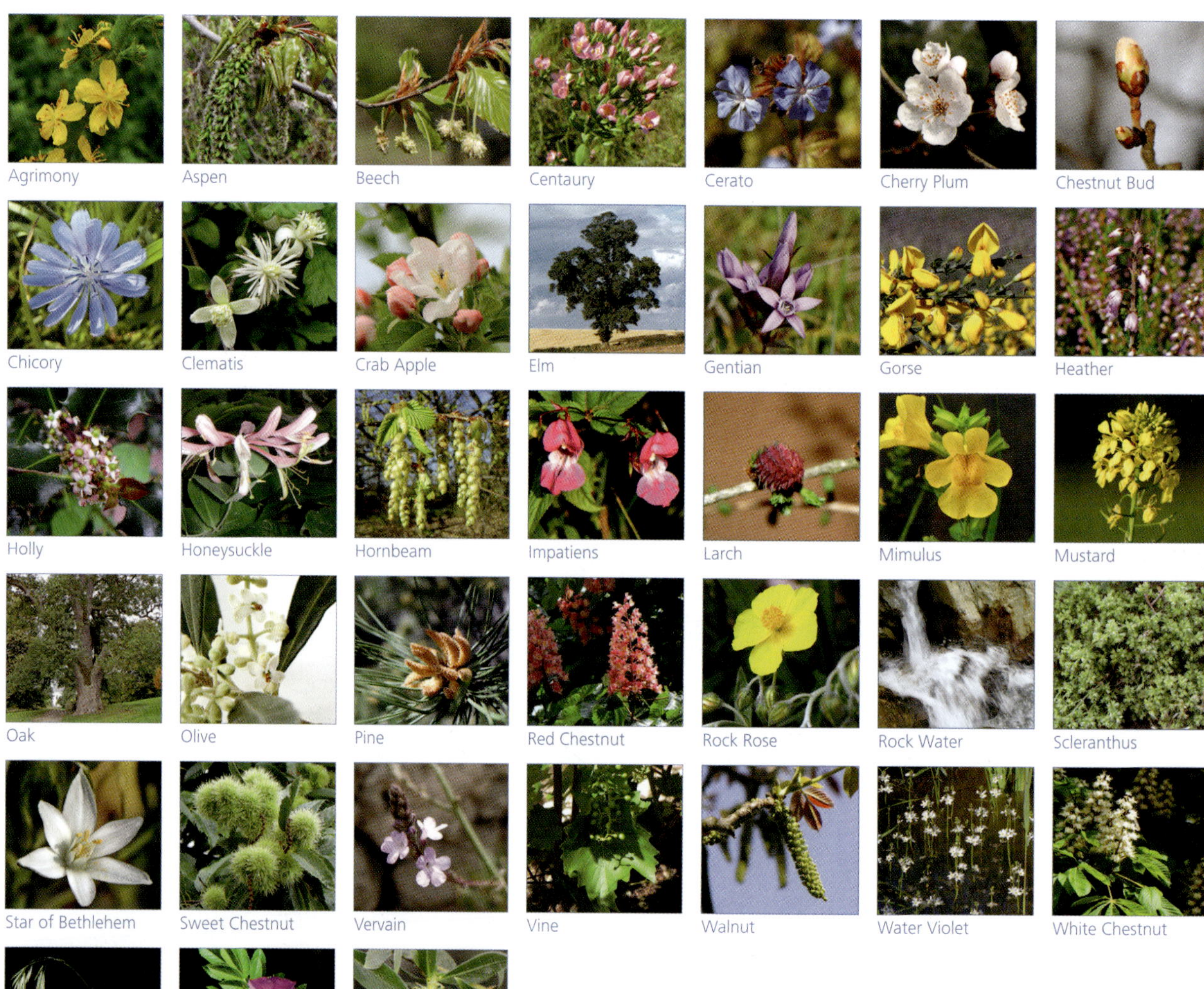
Agrimony
Aspen
Beech
Centaury
Cerato
Cherry Plum
Chestnut Bud
Chicory
Clematis
Crab Apple
Elm
Gentian
Gorse
Heather
Holly
Honeysuckle
Hornbeam
Impatiens
Larch
Mimulus
Mustard
Oak
Olive
Pine
Red Chestnut
Rock Rose
Rock Water
Scleranthus
Star of Bethlehem
Sweet Chestnut
Vervain
Vine
Walnut
Water Violet
White Chestnut
Wild Oat
Wild Rose
Willow

Bezeichnungen Bach-Blüten

Gebräuchlicher Name	**Deutscher Name**	**Lateinischer Name**
Agrimony	Odermennig	*Agrimonia eupatoria*
Aspen	Espe	*Populus tremula*
Beech	Rotbuche	*Fagus sylvatica*
Centaury	Tausend-güldenkraut	*Centaurium erythraea*
Cerato	Hornkraut, Bleiwurz	*Ceratostigma willmottianum*
Cherry Plum	Kirschpflaume	*Prunus cerasifera*
Chestnut Bud	Knospe der Rosskastanie	*Aesculus hippocastanum*
Chicory	Wegwarte	*Cichorium intybus*
Clematis	Weiße Waldrebe	*Clematis vitalba*
Crab Apple	Holzapfel	*Malus sylvestris*
Elm	Ulme	*Ulmus procera*
Gentian	Herbstenzian	*Gentiana amarella*
Gorse	Stechginster	*Ulex europaeus*
Heather	Heidekraut	*Calluna vulgaris*
Holly	Stechpalme	*Ilex aquifolium*
Honeysuckle	Geißblatt, Jelängerjelieber	*Lonicera caprifolium*
Hornbeam	Weiß- oder Hainbuche	*Carpinus betulus*
Impatiens	Drüsiges Springkraut	*Impatiens glandulifera*

Gebräuchlicher Name	**Deutscher Name**	**Lateinischer Name**
Larch	Europäische Lärche	*Larix decidua*
Mimulus	Gefleckte Gauklerblume	*Mimulus guttatus*
Mustard	Ackersenf	*Sinapis arvensis*
Oak	Eiche	*Quercus robur*
Olive	Olive	*Olea europaea*
Pine	Waldkiefer, Föhre	*Pinus sylvestris*
Red Chestnut	Rote Rosskastanie	*Aesculus carnea*
Rock Rose	Gelbes Sonnenröschen	*Helianthemum nummularium*
Rock Water	Felsquellwasser	*Aqua petra*
Scleranthus	Einjähriger Knäuel	*Scleranthus annuus*
Star of Bethlehem	Doldiger Milchstern	*Ornithogalum umbellatum*
Sweet Chestnut	Esskastanie	*Castanea sativa*
Vervain	Eisenkraut	*Verbena officinalis*
Vine	Weinrebe	*Vitis vinifera*
Walnut	Walnuss	*Juglans regia*
Water Violet	Sumpfwasserfeder	*Hottonia palustris*
White Chestnut	Rosskastanie	*Aesculus hippocastanum*
Wild Oat	Waldtrespe	*Bromus ramosus*
Wild Rose	Heckenrose	*Rosa canina*
Willow	Gelbe Weide	*Salix vitellina*

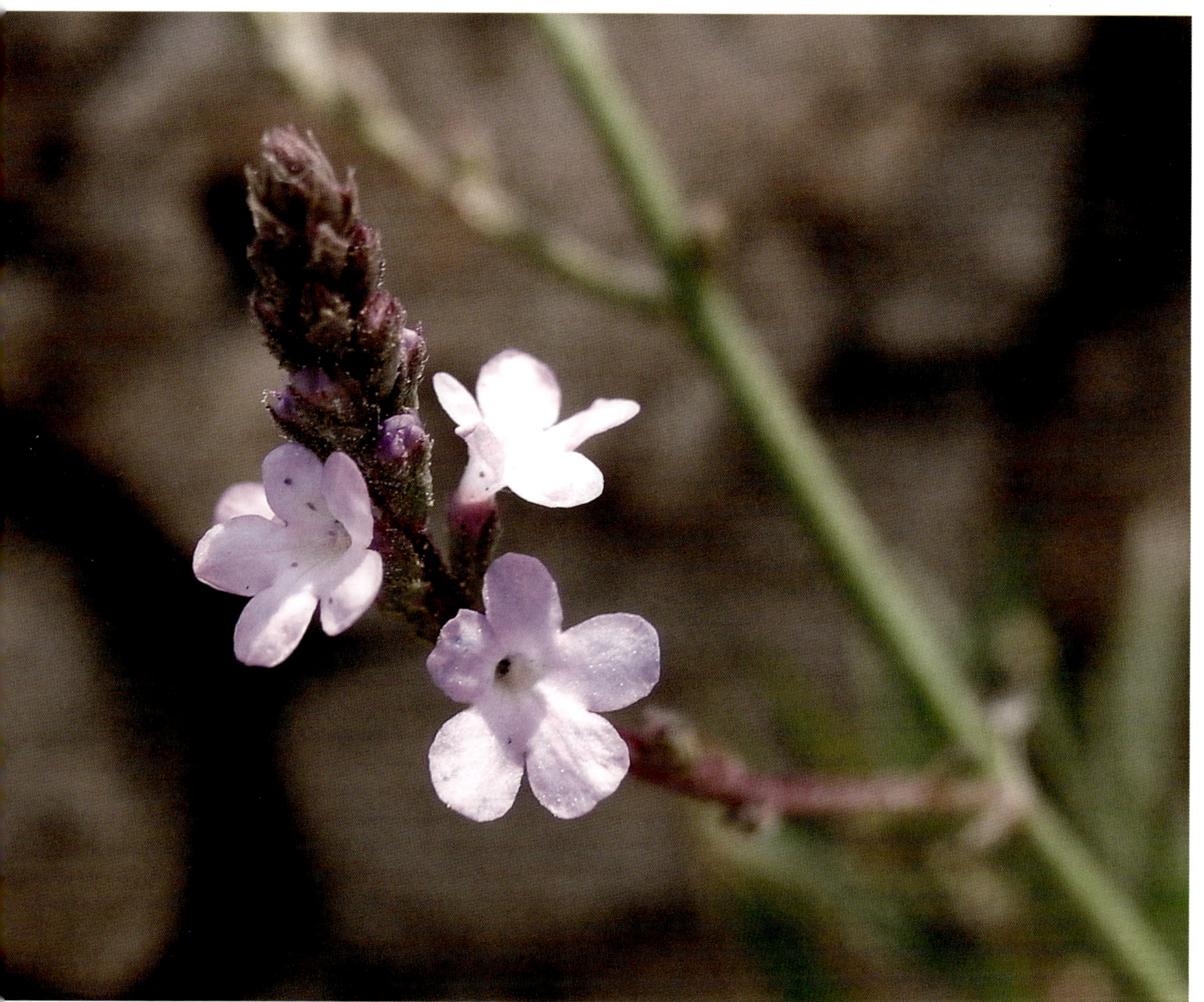

Vervain

Wie wirken Bach-Blüten?

Heilende Energie

Der Körper ist immer bemüht, sich selbst zu heilen. Bach-Blüten stärken die Selbstheilungskräfte, die durch verschiedene Umstände unterdrückt wurden (z. B. falsche Nahrung, negatives Denken, mangelnde Abschirmung gegenüber äußeren Einflüssen). Man kann sich einen Korken vorstellen, der auf dem Wasser schwimmen will: Solange der Korken nicht hinuntergedrückt wird, hat er die Kraft, den natürlichen Zustand des Schwimmens immer wieder herzustellen. Bach-Blüten enthalten keine nachweisbaren heilenden Bestandteile. Sie wirken durch Übertragung von Energie – wie ein Sonnenstrahl. Bach-Blüten sind nicht vergleichbar mit der klassischen Homöopathie. Sie enthalten keine giftigen Substanzen und sind völlig unschädlich – und nebenwirkungsfrei! –, auch für Babys, Hundewelpen, Katzenkinder, selbst für den kleinsten aus dem Nest gefallenen Vogel. Durch die Heilimpulse der Blüten wird der Körper angeregt, sich selbst zu helfen. Bach-Blüten schwächen die Wirkung von gleichzeitig eingenommener Medizin in keiner Weise.

Die Wirkung der Bach-Blüten konnte noch nicht vollständig wissenschaftlich erklärt werden. Man weiß, dass Blockaden im Energiesystem (in den Meridianen) impulsartig überflutet werden, sodass das Lebewesen seine Energie zurückgewinnt. Dies lässt sich durch moderne Technik nachweisen: Veränderungen im Energiefeld des Körpers können durch Kirlianfotografie sichtbar gemacht werden. Was man früher „übersinnliche Phänomene" nannte, heißt heute „Quantenphysik". Was wir heute „Seele" oder „Aura" nennen, ist möglicherweise morgen schon wissenschaftlich erklärbar.

Verbindung zu den Organen

Man geht – wie bei der Akupunktur – von einer Wirkung der Bach-Blüten auf die Energiebahnen des Körpers (Meridiane) aus, die mit den einzelnen Organen in Verbindung stehen (Magen-Meridian, Herz-Meridian usw.). Auch der Volksmund weiß um die seelischen Einflüsse auf den Körper:

„Mir bleibt das Herz stehen!" – „Da läuft einem doch die Galle über!" – „Ich habe mir vor Angst fast in die Hose gemacht." „Das ist mir auf den Magen geschlagen." – „Mir stockt das Blut in den Adern!" – „Ich hab' die Nase voll!" – „Mir bleibt die Luft weg!" – „Das geht mir mächtig an die Nieren!" – „Dir ist wohl eine Laus über die Leber gelaufen!" – „Die Wut blieb ihm im Halse stecken."

Die Blütenessenzen können den Organen bzw. Meridianen zugeordnet werden. In unserem Symptomregister (ab Seite 67) stehen die vier Blüten, die zu dem jeweiligen Meridian gehören, an erster Stelle unter den Stichworten Dünndarm, Hormone/Schilddrüse (Dreifach-Erwärmer-Meridian), Herz, Kreislauf, Magen, Milz/Pankreas (Bauchspeicheldrüse), Leber, Galle, Lunge, Dickdarm, Nieren, Blase. Zur Behandlung suchen Sie die Blüten heraus, die dem auffälligen Verhalten des Tieres entsprechen (bitte vergleichen mit den „Charakterbildern" ab Seite 45). Sind Sie unsicher oder haben Sie so keinen Erfolg, können alle vier Blüten in einer Mischung bei einer organischen Störung den Durchbruch zur Genesung bringen. Bis auf die Essenz Larch sind alle Blüten den Meridianen zugeordnet, teilweise mehrfach. Larch gilt – ebenso wie Pine – als Basisblüte.

- Larch: verstärkt die Wirkung aller anderen Essenzen.
- Pine: Schuldgefühle sind eine starke Energieblockade und der Ursprung vieler Probleme, auch bei Tieren.

Die Behandlung über die Meridiane soll immer nur ein Anhaltspunkt sein. Grundsätzlich kann jedes negative Verhalten jede Krankheit auslösen, das heißt, jede der 38 Bach-Blüten kommt infrage.

Details zur Behandlung über die Meridiane finden Sie in dem Buch „Neue Therapien mit Bach-Blüten 1" von Dietmar Krämer.

Alles Hokuspokus?

Mancher wird fragen: „Wie können die Blütenessenzen denn wirken, wenn keine Wirkstoffe nachzuweisen sind?" Sicher haben auch Sie schon einmal bewusst Sonnenenergie „getankt", die doch so wohltuend ist. Wer würde die heilende Kraft der Sonne anzweifeln? Da ist auch „nichts drin" – nur Energie. Auch Bach-Blüten heilen durch Energie. Es kommt allerdings auf die Energiemenge an, die dem Körper zur Heilung zugeführt wird: ausgesprochen wenig. Auch aus der Homöopathie ist bekannt, dass die Hochpotenzen am tiefgreifendsten wirken.

Wissenschaftliche Erkenntnisse

Dr. Bach war seiner Zeit weit voraus. Er riet davon ab, die Wirkweise seiner einfachen Lehre wissenschaftlich zu ergründen, und bat darum, sie ganz natürlich zu nutzen. Damals, um 1930, konnte er nicht ahnen, welche Fortschritte die Wissenschaft machen sollte.

Nach Dr. Bachs Verständnis bedeutet

- **Krankheit:**
  niedrige, zerstörerische Schwingung in den Körperzellen, hervorgerufen durch negative Gefühle, Denkmuster, Glaubenssätze (Hass statt Liebe, Intoleranz statt Toleranz, Angst statt Mut usw.), negatives Verhalten, schlechte Erinnerungen (Zellgedächtnis: Trauma, Enttäuschung usw.), Stress durch äußere Umstände.
- **Gesundheit:**
  hohe Schwingung in den Körperzellen durch positive Gefühle, positives Verhalten, gute Erinnerungen usw. – alles in allem: ein reines Herz.

Alle Krankheitsauslöser lassen sich mit „Angst vor …" und „Stress mit …" zusammenfassen. Bach-Blüten geben eine gegenteilige Information an die Körperzellen. Sie können die Schwingung in den Zellen erhöhen. Schwingungen und Kräfte, die uns noch teilweise verborgen sein mögen, existieren und funktionieren. Ihr „Zauber" wird von der Wissenschaft mehr und mehr freigelegt. Heute weiß man:

- *Alles ist Schwingung, Energie.*
  Nach Max Planck entsteht und besteht alle Materie „nur durch eine Kraft, welche die Atomteilchen in Schwingung bringt … Materie bestünde ohne den Geist überhaupt nicht." Geist erschafft Materie, Materie folgt dem Geist (der Vorstellungskraft, „Gesetz der Resonanz"). Die Wissenschaft bezeichnet Materie als verdichtete Lichtenergie.
- *Die Schwingung der Körperzellen ist messbar.*
  Die Frequenz ändert sich mit den Gefühlen des Lebewesens.
- *Wasser hat ein Gedächtnis* (nach Masaru Emoto).
  Dr. Bach erkannte das schon zu Beginn des 20. Jahrhunderts. Er übertrug die energetische Information der Blüten auf Wasser als Trägersubstanz. Bach-Blüten-Essenzen können positive Gefühle erzeugen.

- *Das Gehirn, in dem Gefühle wahrgenommen werden, kann Impulse an den Darm übermitteln.* So kommt es zu einem Einfluss der Bach-Blüten – bzw. der durch sie ausgelösten Gefühle – auf die Darmbakterien, mit denen Dr. Bachs Forschung begann (sieben Gruppen von Menschentypen).
- *Im Darm werden biochemische Reaktionen ausgelöst.* Dadurch wird der Krankheit die Grundlage entzogen. Es werden nicht nur – wie in der herkömmlichen Medizin – Symptome überdeckt, sondern Krankheit löst sich auf „wie Schnee in der Sonne“ (Zitat Dr. Bach). Die Biochemie des Körpers beeinflusst den Charakter und somit wiederum die Gefühle.

Information heilt. Auf die richtige Frequenz kommt es an. Eine gegensätzliche Schwingung neutralisiert die krank machende Schwingung. Dadurch wird die Zellerinnerung geheilt.

Merken:
Die Übertragung von Energie – auch von Mensch zu Tier und umgekehrt – beeinflusst die Gefühle und damit die Gesundheit.

- Welcher Hund ist – seelisch und körperlich – gesünder: Einer, der von liebevollen Händen gestreichelt wird, fürsorglich versorgt wird und täglich nette Worte hört? Oder einer, der im Zwinger Wache halten muss, dessen Kontakt zu Menschen aus hingeworfenem Futter und aus Flüchen wie „Mistköter!“ besteht und der in jungen Jahren schon alt aussieht?
- Was gibt ein Hund einem verknöcherter Grantler (Willow) – und welche Gefühle wird er diesem Menschen „abnehmen“ (und darunter leiden)?

In den letzten Jahrzehnten sind die Menschen immer aufgeschlossener geworden, was Aussagen wie „Heilung durch Energie/Licht/Schwingungen“ und „Heilung = Beseitigung von Informationsblockaden“ betrifft. Der Begriff „Informationsmedizin“ wurde geprägt, man spricht von einer „Umstimmung“. Die Übertragung von Information und Lebenskraft, die Beeinflussung der energetischen Schwingung im Körper ist aus anderen Bereichen der Komplementärmedizin bekannt, z. B. Homöopathie, Schüßler-Salze, Heilsteine, Quantenheilung, Healing Code, Silva Mind, Gebet, Meditation, Musiktherapie, Reiki, Handauflegen, TellingtonTouch.

Für Menschen sollte alles Positive keine Anstrengung bedeuten, sondern selbstverständlich und mühelos sein. Tiere können wir nicht zur „Gedankenhygiene“ (gesunder Geist/gesunder Körper) anhalten – außer man versteht sich auf Tierkommunikation. Deshalb sind Bach-Blüten für Tiere – und für Personen, die das Gute in sich selbst erst noch finden müssen – eine Alternative mit derselben Wirkung.

Placebo-Effekt

Skeptiker meinen, die Heilung durch Bach-Blüten sei nichts als Wunschdenken, ein Placebo-Effekt wie bei Zuckerpillen, die manchmal zur Heilung führen. Dass dem nicht so ist, beweisen viele schöne Erfolge bei Babys, verhaltensgestörten Tieren und kränkelnden Pflanzen. Babys, Pflanzen und Tiere wissen nicht, was man ihnen verabreicht und was die Tropfen bewirken sollen. Sie bemerken oft nicht einmal, dass sie „Medizin“ bekommen. Man muss auch nicht an die Wirksamkeit der Blütenessenzen glauben, damit die Tropfen wirken. Vieles, was uns vor 100 Jahren medizinisch unmöglich erschien, gilt heute als selbstverständlich. Die Menschen werden lernen. „Wer heilt, hat recht“, heißt es in der Medizin.

Hinter Dr. Bachs Lehre steckt viel mehr, als die meisten Menschen ahnen, vor allem

- langjährige bakteriologische und immunologische Forschungen,
- die Entdeckung, dass Darmbakterien den Charakter und somit den Gesundheitszustand bestimmen (hervorgerufen durch positive bzw. negative Gefühle) sowie
- ein Ethik-Codex für die Menschheit.

Sie zweifeln noch?

Glauben Sie, dass eine so einfache Heilmethode, für jedermann durchschaubar und anwendbar, einfach zu schön ist, um wahr zu sein? Ist das alles „nichts für'n weißen Mann"? Genau: Die Heilkundigen der Naturvölker wissen es längst: Zuerst muss die Seele „heil" werden, dann heilt auch der Körper. Die Naturvölker würden ihre äußerst wirksamen Heilmethoden eher mit ihrem Stamm aussterben lassen, als sie dem arroganten weißen Mann zugänglich zu machen, der die „Krankheit des Geistes" einfach nicht begreift. Sie aber interessieren sich für die faszinierenden Zusammenhänge und sind damit – wie inzwischen viele Menschen mit Ihnen – auf dem besten Weg zu einem umfassenden Verständnis der Heilung von Körper und Seele. Die Zeit dafür ist reif.

Haben Sie immer noch Zweifel? Dann machen Sie einen Selbstversuch:

- Versuchen Sie beim Anflug des nächsten Schnupfens einmal, ohne Grippemittel auszukommen, und bereiten Sie folgende Mischung zu: Agrimony, Aspen, Crab Apple und Walnut (4-mal täglich 4 Tropfen aus der Einnahmeflasche). Vielleicht bekommen Sie den Schnupfen dann gar nicht erst. Falls er nicht mehr gestoppt werden konnte, wird das Nasensekret schnell abfließen und der Schnupfen bald vorüber sein. Und durch Walnut sind Sie außerdem vor erneuter Ansteckung weitgehend geschützt.
- Wenn Sie nicht auf die nächste Erkältung warten wollen, um sich zu überzeugen, bereiten Sie eine Einnahmeflasche mit Holly zu. Ihren Mitmenschen wird nach kurzer Zeit auffallen, dass Sie nun viel mehr Liebenswürdigkeit ausstrahlen. Ihr Lebenspartner findet Sie besonders liebenswert, möglicherweise hört sogar das lästige Schnarchen auf.

Machen Sie erst einmal Erfahrungen bei sich selbst, dann werden Sie bald überzeugt sein. Literaturempfehlungen für Bach-Blüten-Therapie bei Menschen finden Sie im Literaturverzeichnis am Ende des Buches.

Ganzheitliche Behandlung

Wichtig ist, dass man bei der Heilung des Körpers nie die Psyche ausschließen darf. Die Urvölker der Erde wissen und praktizieren dies seit Langem und einige holistisch (ganzheitlich) arbeitende Mediziner haben das ebenfalls erkannt. Wer Wunden nur von außen schließt, heilt die seelischen Wunden nicht, die der Körper uns durch die Erkrankung aufzeigen will. Das gilt für Menschen und Tiere gleichermaßen. Deshalb können Bach-Blüten-Essenzen selbst in „hoffnungslosen Fällen", wenn ein Lebewesen bereits austherapiert ist, oft noch helfen. Bach-Blüten leiten eine positive Entwicklung ein.

Selbstverständlich haben auch herkömmliche medizinische und chirurgische Therapieformen ihre Berechtigung, vor allem in der Notfallmedizin. Fehlen einem Patienten Vitamine oder Mineralstoffe, kann man sie nicht durch Bach-Blüten ersetzen. Eine verbesserte Aufnahme von Mineralien kann aber durchaus angeregt werden, z. B. bei Eisenmangel.
Wir haben gute Erfahrungen damit gemacht, Bach-Blüten und Schüßler-Salze zu kombinieren, zum Beispiel:

- bei Problemen mit Muskeln, Sehnen und Bändern: Hornbeam, Olive, Oak + Schüßler-Salze Nr. 1 und 3.
- bei Knochenproblemen: Olive, Willow, Rock Water + Schüßler-Salz Nr. 2.
- bei Fieber: Rescue, Holly + Schüßler-Salze Nr. 3, 4 oder 5 (je nach Schweregrad).
- zum Erholen bei/nach Krankheit: Rescue + Schüßler-Salz Nr. 5.

Schüßler-Salze sorgen dafür, dass fehlende Mineralstoffe aus der Nahrung besser aufgenommen werden. Wenn man weiß, wo biochemisch der Grund für eine Erkrankung zu suchen ist (z. B. Fettverdauung: Salz Nr. 9, Wassereinlagerungen: Salz Nr. 10), sind Schüßler-Salze eine wertvolle, schnelle und gezielte Ergänzung zur Bach-Blüten-Therapie. Es lohnt sich, sich mit diesem Gebiet näher zu befassen. Eine Literaturempfehlung finden Sie auf Seite 192.

Merken:
Braucht ein Tier lebenswichtige Medikamente, sollte auf die Anwendung der Bach-Blüte Crab Apple verzichtet werden. Crab Apple schleust Medikamente aus dem Körper.

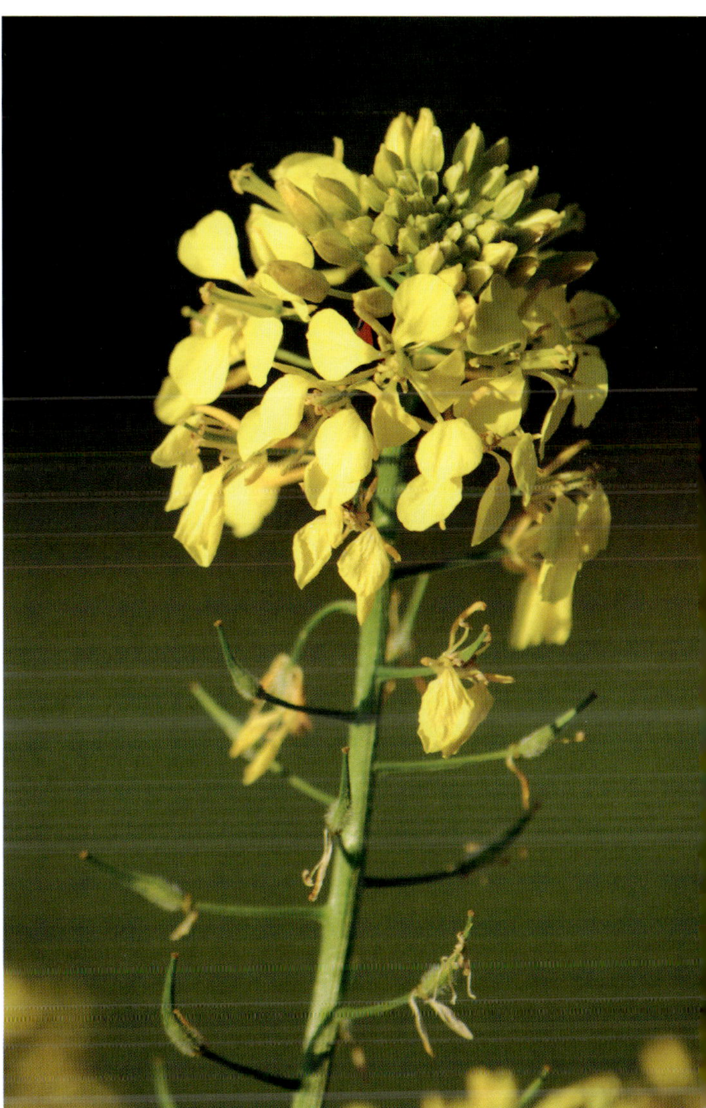

Mustard

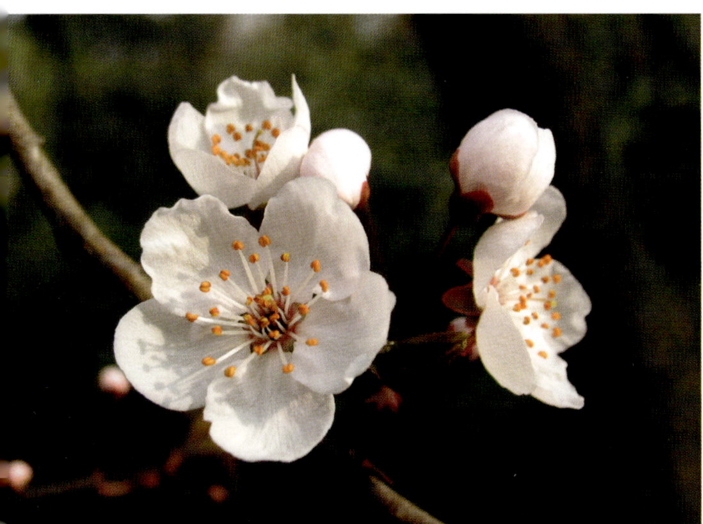
Cherry Plum

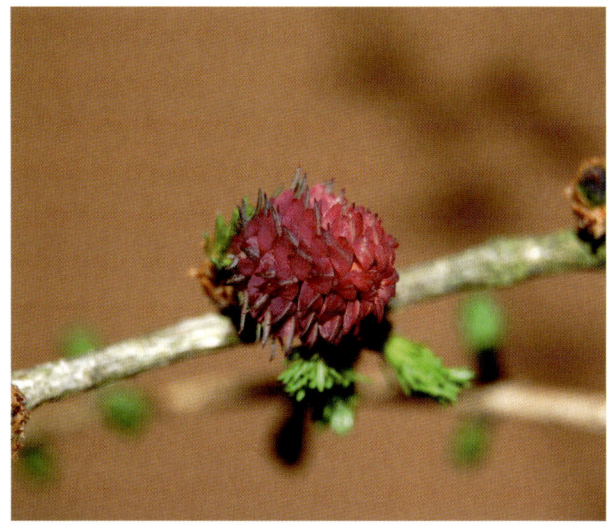
Larch

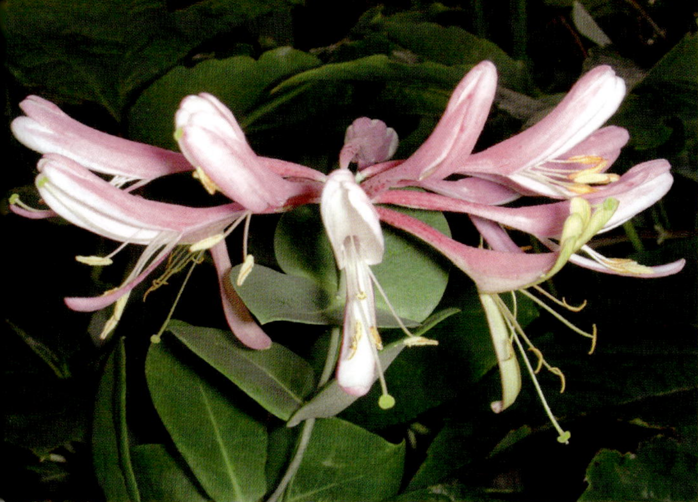
Honeysuckle

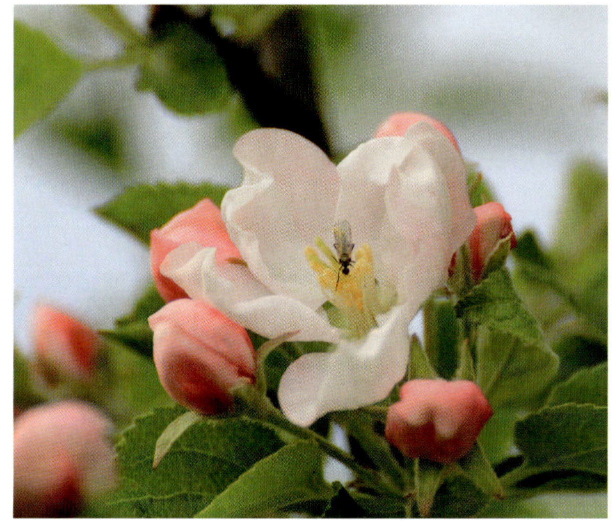
Crab Apple

Die Anwendung der Bach-Blüten

Wann braucht mein Tier Bach-Blüten?

Einfache Antwort: wenn es seelisch oder körperlich aus dem Gleichgewicht ist. Das Tier wirkt dann nicht normal, zeigt auffällige Verhaltensweisen wie Aggression, Pfotenlecken, Aufdringlichkeit, Angst und vieles mehr.
Besonders für gequälte und ausgesetzte Tiere, die in unseren Tierheimen Zuflucht finden, sind Bach-Blüten ein wahrer Segen. Jede Tierschutzorganisation und jeder Tierpsychologe sollte die heilenden Kräfte der Bach-Blüten, die so preiswert zu haben sind, zum Wohle der Tiere nutzen.

Wie findet man die richtigen Blüten?

Tiere können uns nicht sagen, was ihnen fehlt. Anhand des Fragebogens (ab Seite 41) finden Sie die passende(n) Blütenessenz(en) heraus. Kommen mehrere infrage, vergleichen Sie bitte sorgfältig die Charakterbilder (ab Seite 45). Ganz wichtig als Grundlage: Welchem Charaktertyp entspricht Ihr Tier?
Fragen Sie sich nicht nur, was dem Tier fehlt, sondern warum ihm dies oder das fehlt. Ein Beispiel:

Ihr Hund gehorcht Ihnen nicht.

- Ist er der geborene Anführer („Alpha Tier")? Dann braucht er Vervain.
- Strebt er tyrannisch nach Dominanz im „Familienrudel"? Vine.
- Will er aus Überheblichkeit nicht gehorchen? Beech.
- Oder aus Stolz? Water Violet.
- Träumt er vor sich hin, nimmt er Ihren Ruf nicht wahr? Clematis.
- Kommt Ihr Hund nur, wenn er einen Leckerbissen in Ihrer Hand sieht? Versucht er, alles durch Taktik zu erreichen? Chicory.
- Gehorcht er nicht, weil er Sie als Führungspersönlichkeit nicht ernst nimmt? Weiß er, dass Sie Ihren Willen nicht durchsetzen können? Dann braucht nicht Ihr Hund die Blüte (Centaury), sondern Sie. Übrigens: Auch Menschen vom Typ Centaury bezeichnet man gelegentlich als „underdog".

Das alles klingt für den Anfänger recht kompliziert. Mit der Zeit werden Sie aber ein Gespür dafür bekommen. Sie kennen Ihr Tier ganz genau. Vertrauen Sie Ihrem Gefühl, Ihrer inneren Stimme. Das „Aha!"-Erlebnis kommt anschließend, wenn Sie das Charakterbild der betreffenden Blüte lesen.
Kommen mehrere Blüten infrage, geben Sie Ihrem Tier zunächst zwei Tage lang einen Tropfen Wild Oat aus der Vorratsflasche ins Trinkwasser. Danach werden Sie sehen, dass sich die Probleme auf das Wesentliche konzentrieren. Wir empfehlen außerdem eine Einstiegsbehandlung mit Rescue, Scleranthus und Crab Apple (wenige Tage), um das Tier zu harmonisieren und zu entschlacken.

Wie der Herr, so's G'scherr

Wenn Sie sich ganz und gar nicht entscheiden können, versuchen Sie einmal herauszufinden, welche Blüten Ihnen selbst gut tun würden. Oft besteht durch eine enge Beziehung eine große Übereinstimmung zwischen dem Tier und seinem

Halter. Dann ist es von Vorteil, die Tropfen, die Sie dem Tier verabreichen, auch selbst einzunehmen (4-mal 4 Tropfen täglich), um die „gleiche Wellenlänge" herzustellen. Wie gesagt, Sie können dabei nichts falsch machen!

Probieren und studieren: Blüten zur Probe

Wenn Sie sich nach dem Lesen dieses Buches nicht sicher sind, welche Blüte Ihr Tier braucht, sollten die ausgewählten Essenzen zunächst als Wasser-Akuteinnahme (2 Tropfen je gewählter Blüte in den Napf) nacheinander gegeben werden, um die Wirkung der effektivsten Blüte(n) zu erkennen. Dazu müssen Sie das Verhalten Ihres Tieres genauestens beobachten.
Die beste Therapie nützt nichts, wenn die Ursache nicht behoben wird. Erkrankungen entstehen oft durch falsche Kost. Mit den Folgen von „Zivilisationskrankheiten" wie Arthrose, Nierenproblemen usw., von denen auch Tiere betroffen sind, muss man sich nicht abfinden. Bei einer Umstellung von Industrienahrung auf rohes Fleisch und rohes Gemüse wurden bereits viele Hunde und Katzen gesund, andere erreichten bei guter Gesundheit ein hohes Alter. Die moderne Wissenschaft („Biophotonik") bestätigt den Wert roher Nahrung: Der Körper ernährt sich vom „zellulären Leuchten" lebendiger, frischer Kost (nicht totgekocht, nicht verwesend) und braucht organisch gebundene Mineralien.

Nachahmer-Produkte und eigene Herstellung

Inzwischen haben viele Menschen Nachahmer-Produkte verwendet, die preisgünstiger zu haben sind als das Original. Oft war die Behandlung erfolgreich.

Dr. Bach warnte vor einer Verzerrung seiner Lehre. Er ging davon aus, dass seine Blüten so sorgfältig ausgewählt und die Essenzen so speziell zubereitet wurden, dass er nur bei ihnen für die Wirkung garantieren wollte. Schon allein ein anderer Standort der Pflanzen, eine andere klimatische Bedingung, eine nicht perfekte Blüte usw. bedeuten eine Veränderung. Auch auf Wildwuchs legte er großen Wert. Die Originale werden heute noch genauso gesammelt, hergestellt und von derselben Firma (Nelsons) vertrieben wie zu Dr. Bachs Lebzeiten.

Andererseits gab Dr. Bach freimütig preis, wie jeder Laie die Blütenessenzen selbst herstellen kann, durch die „Sonnenmethode" bzw. durch Abkochung. Er wusste: Das Heilmittel, das am besten hilft, wächst vor der eigenen Haustür. Also warum nicht einmal ein Heilmittel aus den Blüten des Kirschpflaumenbaums (Cherry Plum) herstellen, der auf dem eigenen Grundstück steht? Eindrucksvoll war einmal die Wirkung eines Tautropfens von einer Rock-Rose-Pflanze (Gemeines Sonnenröschen): Zufällig beim Spaziergang vor einem Schockerlebnis direkt von der Blüte genommen und auf die Zunge gelegt, wurde dieser eine Tropfen zu einem wertvollen Helfer in einer Notlage.
Es spricht auch nichts dagegen, einmal eine Essenz aus der eigenen Lieblingsblume herzustellen.

Die Zubereitung einer Einnahmeflasche

Besorgen Sie sich in der Apotheke ein Tropffläschchen mit Pipette (10 ml) sowie die gewählten Blütenessenzen bzw. das vergleichsweise preiswerte komplette Set mit 40 Fläschchen (Sie werden sie später sicher einmal brauchen). Geben Sie von jeder ausgesuchten Blüte einen Tropfen in das Fläschchen. Die Notfalltropfen werden doppelt dosiert, also zwei Tropfen

Rescue Remedy je 10 ml. Füllen Sie das Tropffläschchen mit kohlensäurefreiem Mineralwasser. Bei Tieren verzichtet man auf eine Konservierung der Mischung mit Alkohol. Stellen Sie das zubereitete Fläschchen in den Kühlschrank, damit der Inhalt nicht verdirbt. Nach spätestens 3 Wochen kontrollieren Sie bitte, ob die Mischung noch in Ordnung ist: Gegen das Licht gehalten, sollen keine Schlieren zu sehen sein.
Wichtig: Tieren sollten die Essenzen möglichst einzeln verabreicht werden. Bei mehr als drei gleichzeitig gegebenen Blüten ist ein Erfolg für Laien kaum erkennbar.

Wie viele Tropfen braucht mein Tier?

Von den stark verdünnten Blütenessenzen aus der Einnahmeflasche (nicht verwechseln mit der Vorratsflasche – auch „stock bottle" genannt –, den konzentrierten Tropfen) erhält das Tier

- wenn es sehr klein ist (Hamster, kleine Jungtiere):
  4-mal täglich 2 Tropfen
- bei mittlerer Größe (Hunde, Katzen):
  4-mal täglich 4 Tropfen
- wenn es ein großes Tier ist (Pferd, Kuh):
  4-mal täglich bis zu 10 Tropfen

Eine Überdosierung gibt es nicht. Erhält Ihr Tier zu viele Tropfen, so ist das völlig unschädlich. Da Bach-Blüten nicht wie herkömmliche Medizin wirken, kommt es allein auf die energetische Information an, die von den Tropfen weitergegeben wird. Gibt man also dieselbe Information mehrfach, erhöht sich dadurch nicht die Wirksamkeit.

Wie soll man die Tropfen verabreichen?

Das Tier wird Ihnen die Tropfen meist dankbar aus der Hand lecken und vielleicht später sogar zum Kühlschrank gehen, wenn es wieder Zeit für die Tropfen ist. Manche Tiere wollen ihr Verhalten aber gar nicht ändern und wenden sich ab. Dann geben Sie die Tropfen am besten auf das Futter, auf einen Leckerbissen (einziehen lassen), in etwas verdünnte Milch oder Tee (falls Ihr Tier das mag, Kuhmilch kann zu Durchfall führen) oder gewaltfrei direkt ins Maul. Oft genügt es schon, dem Tier die Tropfen auf den Oberkopf zu streichen. Sie können auch ins Trinkwasser gegeben werden– immer wieder neu, wenn das Wasser erneuert wird (Überdosierung ist ausgeschlossen). Andere Tiere, die im selben Haushalt leben, können problemlos auch davon trinken; denn eine Information, die nicht gebraucht wird, bewirkt nichts.

Bach-Blüten als Globuli

Manche Tierhalter bevorzugen die Gabe von Globuli, weil sie damit aus der Homöopathie vertraut sind und weil Globuli keinen Alkohol enthalten (der äußerst geringe Alkoholanteil in einer Bach-Blüten-Mischung schadet Tieren in keiner Weise).

Wichtig:
Xylit (auch Xylitol genannt) als Globuli-Grundlage kann für Hunde lebensgefährlich werden, weil die Insulinproduktion schnell stark gesteigert werden kann. Auch bei Kaninchen, Rindern und Ziegen sollen Reaktionen auf Xylit beobachtet worden sein. Dies ist auch von großer Bedeutung, wenn man Bach-Blüten-Globuli durch Besprühen unarzneilicher Globuli (aus der Apotheke) selbst herstellen möchte. Niemals Xylit! – In Lebensmitteln: Zusatzstoff E967.

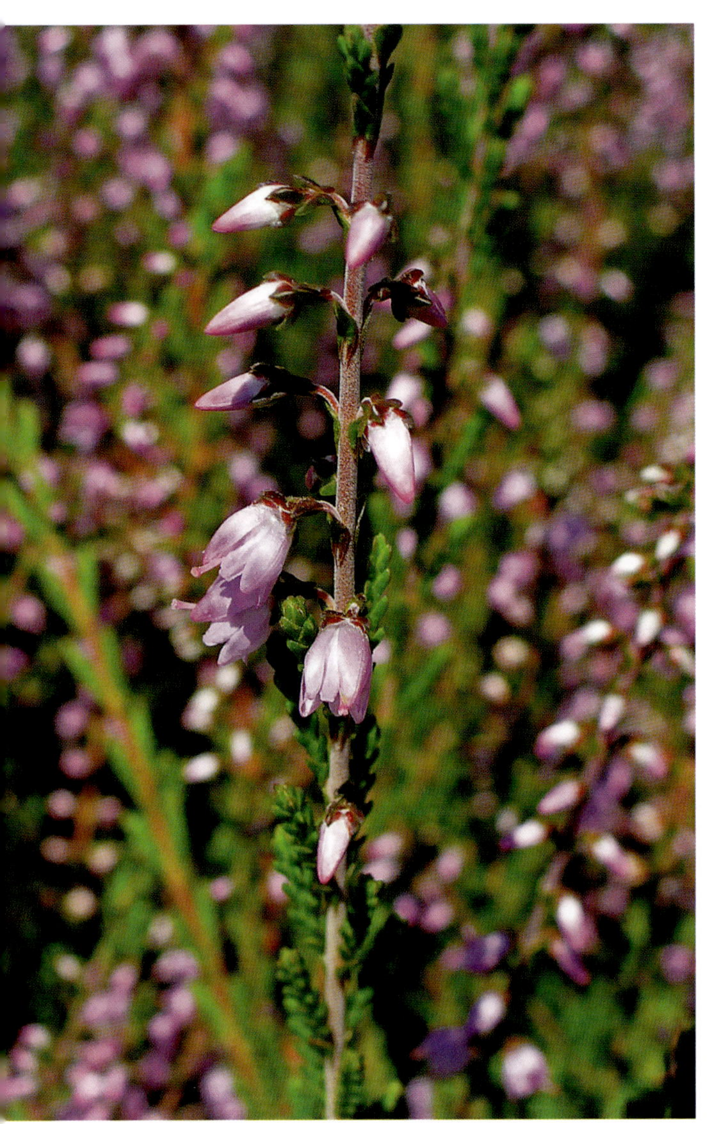

Heather

Bach-Blüten-Globuli werden bisher – Stand: 2013 – nicht vom Hersteller der Original-Bach-Blüten (Nelsons GmbH) vertrieben. Oft wirken Globuli genauso gut wie das Original in flüssiger Form. Zur Dosierung beachten Sie bitte die Angaben des Herstellers. Die Empfehlungen können von der üblichen homöopathischen Anwendung (1 Gabe = 5 Globuli) stark abweichen.

Wert legen sollte man auf eine laktosefreie Grundlage der Globuli (Saccharose), sodass Milchzuckerunverträglichkeit und Durchfall ausgeschlossen werden können.

Wie reagiert mein Tier auf die Einnahme?

Einige Tiere werden etwas unruhig, andere schlafen viel, manche zeigen zunächst gar keine Veränderung, bei anderen verläuft die Heilung sehr schnell. Den meisten Tierhaltern fällt auf, dass das Tier Dinge tut, die es zuvor nicht getan hat, oder dass das Tier in bestimmten Situationen anders reagiert als üblich. Die zu erwartende positive Entwicklung finden Sie unter „Kernsätze" auf Seite 33 in alphabetischer Reihenfolge der Blüten. Am Beispiel von Agrimony wäre eine solche Reaktion, dass das Tier nicht mehr so sehr den Clown spielt wie bisher, Ihnen bei einem Streit nicht mehr schlichtend um die Beine streicht und ruhiger wird. Obwohl das Tier Ihnen in seiner friedliebenden Art und als „kleiner Kasper" sicherlich gefallen hat: Die innere Anspannung (unterdrückter Kummer) hätte es auf Dauer krank gemacht.

Die Blüten Elm, Mustard, Heather, Mimulus, Pine, Holly, Centaury und Crab Apple können zu vermehrtem Trinken und folglich zu vermehrtem Harnabsatz führen. Dies müssen Sie unbedingt bedenken, ehe Sie Ihr Tier nach Gabe der Tropfen stundenlang allein lassen. Auswirkungen auf den Darm haben

Star of Bethlehem, Sweet Chestnut, Vervain, Agrimony, Walnut, Mustard, Impatiens und Clematis. Hierzu sind uns bislang keine ungewöhnlichen Reaktionen bekannt.

Gibt es Nebenwirkungen?

Nein, nicht im herkömmlichen Sinn. Die Einnahme der Blüten, auch wenn sie falsch gewählt wurden, kann Ihrem Tier niemals schaden. Bei einigen Tieren verläuft die Heilung mit heftigen Träumen (Aufarbeitung der seelischen Probleme), sehr schnell und daher manchmal etwas dramatisch. Geben Sie die Tropfen auch dann bitte unbedingt eine Woche lang, brechen Sie die Therapie nicht vorzeitig ab! Durch eine „Erstverschlimmerung" werden die Abwehrkräfte Ihres Tieres verstärkt auf den Plan gerufen, das ist in jedem Fall günstig zu bewerten! Sollte die Erstverschlimmerung allzu drastisch sein, was selten vorkommt, setzen Sie die Dosis auf 4-mal täglich 1 Tropfen herab und geben Sie zusätzlich 2 bis 4 Tropfen Rescue Remedy (je nach Größe des Tieres) direkt aus der Vorratsflasche ins Trinkwasser. Haben Sie bitte keine Angst, dass die Blüten Ihrem Tier schaden könnten. Das tun sie in keinem Fall. Eine Reaktion des Tieres, egal in welcher Form, zeigt Ihnen, dass die Therapie anschlägt.

Äußerliche Anwendung

In eine gut hautverträgliche Salbe (Babycreme, Melkfett) können Sie die Essenzen einrühren, um die Behandlung zu verstärken, etwa bei Brüchen, Verstauchungen, Hautirritationen, Insektenstichen. Nehmen Sie 1 Tropfen Essenz pro 10 ml Salbe, von Rescue auch hier 2 Tropfen pro 10 ml. Zur Wundbehandlung kommen für die Erste Hilfe Rescue (auch als fertige „Rescue Cream" erhältlich) und Crab Apple (zur Reinigung) infrage, bei Entzündungen zusätzlich Holly. Offene Wunden nur am Wundrand eincremen! Die besten Erfolge erzielt man mit häufigem Eincremen, halbstündlich bis stündlich.

Bei Bindehautentzündungen haben sich Augentropfen aus Crab Apple und abgekochtem (!) Wasser bewährt.

Wie lange braucht mein Tier die Tropfen?

Oft sind die auffälligen Verhaltensstörungen bereits nach ein bis zwei Tagen verschwunden, spätestens aber nach ein bis zwei Wochen. Tiere reagieren schneller auf die Blüten als Menschen. Wirken die Tropfen nicht, haben Sie wahrscheinlich nicht die richtige(n) Blüte(n) gewählt. Keine Sorge: Blüten, die nicht zu Ihrem Tier passen, schaden ihm nicht. Sie können selbstverständlich zu keiner Veränderung führen, wenn auf dem betreffenden Gebiet alles in Ordnung ist. Beobachten Sie Ihr Tier bitte genau: Spielt es nicht doch etwas fröhlicher als sonst? Hat es plötzlich mehr Spaß am Spaziergang? Hat der Hund den Artgenossen nicht ganz so heftig angeknurrt wie sonst? Kommt er eher, wenn er gerufen wird? Manch eine kleine Veränderung fällt zunächst kaum auf. Weitere Tipps finden Sie im ABC unter „Therapieversagen".

Und die Haltungsbedingungen?

Vergessen Sie bei aller Blütentherapie bitte nicht, dass die meisten Verhaltensstörungen (psychische Probleme, die zu Krankheiten führen) auf nicht artgerechte Haltung zurückzuführen sind. Die Bach-Blüten-Therapie entbindet Sie nicht von artgerechter Haltung! Es bedeutet eine lebenslange Verpflichtung, ein Tier zu halten und seine Bedürfnisse zu befriedigen.

- Hat ein Hund ständig Blähungen, weil sein Futter zu viel Getreide enthält, hilft nur eine Futterumstellung.
- Lehnt sich ein Pferd gegen harte Trainingsmethoden auf, muss nicht das Pferd behandelt werden, sondern der Mensch muss umdenken.
- Ein Vogel, der den ganzen Tag traurig im Käfig verbringen muss, braucht nicht nur Mustard, sondern auch Freiflugstunden.
- Ein Terrier, der eigentlich für den Jagdeinsatz gezüchtet wurde, nun aber ein Leben als Schoßhündchen führen muss und sich resigniert in sein Körbchen zurückzieht, braucht nicht nur Wild Rose oder Mustard, sondern auch Anregungen (Jagdspiele) und körperliche Auslastung.
- Ein Pferd, das beim Turniersport überlastet ist, braucht nicht nur Olive, sondern auch Ruhe und Erholung.
- Einem in der Wohnung gehaltenen Schlitten- oder Hütehund, der das Laufen und die Arbeit vermisst und sich womöglich aus Frust die Pfoten beknabbert, helfen Sie mit langen, flotten Spaziergängen und Freiluftaufenthalt im eingezäunten Garten (keine Zwingerhaft!) viel besser als mit jeglicher Medizin.

Lesen Sie einmal ein gutes Buch über Tierpsychologie (siehe Literaturverzeichnis).

Doch zum Tierarzt?

Bach-Blüten können bei der medizinischen Behandlung helfen, ersetzen sie aber nicht in jedem Fall. Ist Ihr Tier schwer krank, hat es große Wunden, innere Blutungen nach einem Unfall, Harnröhrenverschluss, Knochenbrüche, einen Schock, eine Vergiftung, Krämpfe oder andere lebensbedrohliche Krankheiten, gehen Sie bitte sofort zum Tierarzt. Geben Sie Ihrem Tier auf dem Weg dorthin mehrfach die Notfalltropfen Rescue Remedy (2 Tropfen auf 10 ml Wasser oder notfalls direkt aus der Vorratsflasche). Notfalltropfen sollte man für Mensch und Tier immer griffbereit haben, auch im Auto. Auch ehe Ihr Tier leidet und falls die Blüten-Therapie nach zwei bis drei Wochen nicht den erhofften Erfolg bringt (vielleicht liegt das Grundproblem woanders), sollten Sie einen Tierarzt bzw. Tierpsychologen aufsuchen.

Manche Tierärzte und viele Tierheilpraktiker bieten Bach-Blüten als Zusatztherapie an – leider häufig noch halbherzig und teilweise ohne genügendes Fachwissen, nur „weil die Kunden danach fragen".

Beispiele aus der Praxis

Der Chesapeake Bay Retriever Brandy befand sich in der Ausbildung zum Rettungshund. Seine Angst, auf erhöhten Laufdielen und Leitern zu gehen, konnte er ohne Hilfe nicht überwinden. Nach der Einnahme von Mimulus (gegen bestimmte Ängste) und Scleranthus (für das Gleichgewicht) bestand Brandy seine Prüfung.

Kater Mikesch wurde unter einem Auto ausgesetzt. Als ganz junges Kätzchen musste er mit ansehen, wie sein Geschwisterchen von dem Auto überrollt wurde. Mit großer Geduld gewöhnten seine Zieheltern ihn an sein Zuhause. Durch ein Missgeschick wurde Mikesch erschreckt, flüchtete in den Wald. Nur nachts traute er sich an das Futter im Garten, das mit Rescue präpariert war. Als Mikesch schließlich den Schritt ins alte Heim wagte, brachte er einen Kater und einen Waschbären mit. Sie hatten wohl ebenfalls von dem Futter genascht.

Die Malamute-Hündin Beauty trauerte um ihren vierbeinigen Kameraden, fraß nicht mehr, verkroch sich nur noch. Rescue Remedy, Sweet Chestnut und Honeysuckle gaben ihr die Lebensfreude zurück.

Der Bearded Collie Mitch litt am ersten Silvesterabend seines Lebens Höllenqualen. Bei jedem Knaller, den er hörte, stand er reglos im Raum und zitterte am ganzen Leib. Jedes Jahr bekam er dann nach Weihnachten für einige Tage Rescue Remedy und Mimulus (gegen Geräuschangst) und lag am Silvesterabend fast unbeeindruckt in seinem Sessel. Nach ein paar Jahren konnte auf die Tropfen verzichtet werden.

Mitch gab uns ein weiteres Beispiel für die oft unglaubliche Wirkung der Bach-Blüten. Als er im Alter von 15 Jahren immer schwächer wurde und kaum noch Nahrung zu sich nehmen wollte, war es eines Tages Zeit, den Tierarzt darüber entscheiden zu lassen, ob Einschläfern eine Gnade wäre. Vor der Fahrt zum Tierarzt bekam Mitch ein paar Rescue-Tropfen; denn sie können der Seele beim „Loslassen“ helfen oder noch einmal neuen Schwung verleihen, wenn die Zeit noch nicht gekommen ist. Als der Hund 10 Minuten später in die Tierarztpraxis getragen wurde, war schon kaum noch Leben in ihm. Er wäre auch ohne die erlösende Spritze sehr bald gestorben.

Foxterrier Heinrich hatte Probleme mit der Schilddrüse, er litt unter Haarausfall. Nach einer Behandlung mit Star of Bethlehem, Cherry Plum, Agrimony und Rock Rose bekam er wieder ein dichtes Fell. Der Besitzerin eines anderen Schilddrüsen-Patienten wurde die gleiche Mischung genannt (sie bezieht sich auf den Dreifach-Erwärmer-Meridian). Bevor der Hund diese Mischung bekommen sollte, bat die Besitzerin ihre Tante, einmal auszupendeln, welche Blüten für den Hund richtig wären. Es wurden dieselben Essenzen ermittelt.

Die Stute Brisca litt an einer schweren Arthritis. Der Tierarzt wusste keinen Rat mehr, wollte Brisca einschläfern. Zur ersten Linderung rieb die Besitzerin ihr stündlich 10 Tropfen Rescue Remedy auf das Zahnfleisch. In den folgenden Tagen bekam Brisca Hornbeam und Olive (zur Stärkung von Muskeln und Knochen) sowie Holly (gegen die Entzündung) ins Trinkwasser. Die gleiche Mischung wurde als Salbe auf das arthritische Gelenk aufgetragen. Bald dachte niemand mehr daran, Brisca einzuschläfern.

Der Collie Merlin litt unter Inkontinenz. Ständig tröpfelte Urin in die Wohnung, sodass der Hund im Haus eine Windel tragen musste. Eine Behandlung der Harn ableitenden Organe blieb erfolglos, die Tierklinik riet zur Operation. Mit Cherry Plum wurde Merlin von seinem – im wahrsten Sinn des Wortes – inneren Druck befreit.

Im Agility-Training war Snowy bestens motiviert, bei Turnieren versagte sie jedoch. Die Besitzerin tippte auf mangelndes Selbstbewusstsein, da Snowy sich sehr an ihr orientierte. Außerdem übertrug sich ihre eigene Aufregung sofort auf den Hund, wenn es „ernst“ wurde. Nach einer Behandlung mit Cerato für Snowy und Rescue vor jedem Turnier für Mensch und Hund meldete die Besitzerin bald Null-Fehler-Läufe und erste Plätze.

Die Labrador-Hündin Saskia litt an Gesäugekrebs. Sie lag nur noch leidend in ihrem Hundekorb, ihre Besitzer wollten sie einschläfern lassen. Saskias Frauchen ließ sich dann aber doch zu einer Behandlung mit Rescue Remedy überreden. Wenige Tage später tollte Saskia wieder mit den Hunden der Nachbarschaft durch den Garten. Obwohl Saskia sich mehr und mehr erholte, ließ ihr Besitzer sie einschläfern – und holte sich noch am selben Tag „was Junges, Gesundes“.

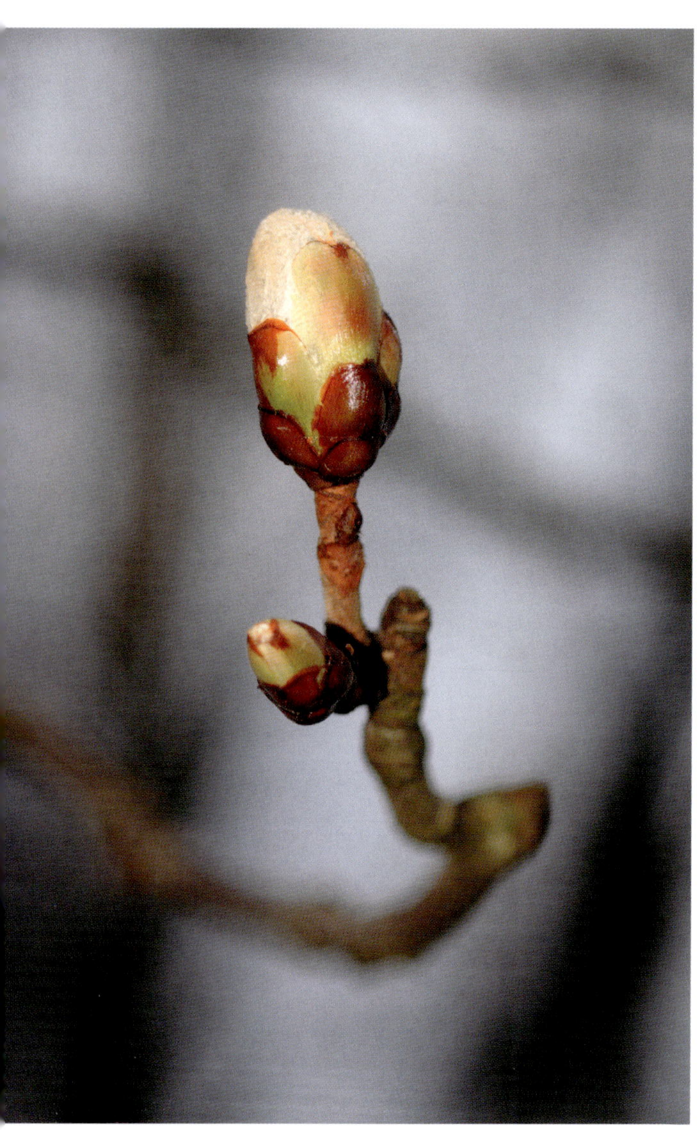

Chestnut Bud

Foxterrier Robin litt an Bindehautentzündungen. Der Tierarzt tat sein Bestes und warnte, am Auge nichts mit Bach-Blüten zu versuchen, da es steril bleiben müsse. Als auch Cortison nicht half, träufelte die Besitzerin eine Crab-Apple-Mischung mit abgekochtem Wasser ins Auge. Die Entzündung verschwand sofort. Crab Apple half diesem Hund – und später anderen – ebenso rasch gegen Absonderungen aus dem Penis.

Eine alte Katze hatte einen Umzug zu verkraften. Gleichzeitig setzte man ihr zwei Kätzchen ins Revier. Diese Katze protestierte durch nicht tolerierbares Verhalten, sodass die Besitzerin sich eher von ihr trennen wollte als von den Kätzchen. Nach einer Behandlung mit Chicory und Walnut durfte die Katze bleiben.

Eine andere Katze brauchte Hilfe. Beim Hausbesuch der Behandlerin verkroch sie sich im Garten und konnte nicht eingefangen werden. Die Behandlerin sah plötzlich die Zahl 18 vor ihrem geistigen Auge. Die Bach-Blüte Nr. 18/Impatiens steht für: ungeduldig, schnell. Sie fragte die Besitzerin: „Wirkt die Katze sehr hektisch?" Die Antwort war ein erstauntes „Ja!" Ähnliche Erlebnisse, von denen uns berichtet wurde, zeigen: Einige Behandler können mittels telepathischer Tierkommunikation Diagnosen stellen. Es ist mehr als Intuition, die Informationen kommen offenbar direkt vom Tier. Tiere „funken" die Namen der Heilmittel, die ihnen dann später helfen. Manchmal springen andere Tiere aus derselben Familie als Vermittler ein und plaudern etwas aus, um zu helfen, wenn der Patient sich schon fast aufgegeben hat. Eine Hündin wird von ihrer Homöopathin mittlerweile kostenlos behandelt, weil die Therapeutin viel von ihr lernen kann.

Weitere Fallbeispiele finden Sie auf der Website www.bach-blumenwiese.de.

Welchen Gewinn bringen Bach-Blüten für mein Tier?

Bereits bei seiner Arbeit mit Bakterien hatte Dr. Bach sieben Gruppen von Erkrankungen ermittelt. Er gliederte sie in 38 negative Grundstimmungen, die zu Krankheiten führen können. Anhand dieser Gruppen können Sie als Tierhalter grob abschätzen, welche Blüten für Ihr Tier infrage kommen. Am Verhalten Ihres Tieres erkennen Sie deutlich, in welchem Bereich es Sie um Hilfe bittet.

Nachstehend geben wir Ihnen eine Übersicht über die Ursachen und das entsprechende Tierverhalten, über die zugeordneten Bach-Blüten und die zu erwartende positive Entwicklung.

Gruppen der Bach-Blüten

Gruppe 1: Befürchtung und Angst

Ursache/Tierverhalten →	Bach-Blüte	positive Entwicklung
Panik, Todesangst	Rock Rose	Ruhe in Notsituationen, Lebensmut
Angst vor bestimmten Dingen oder Personen	Mimulus	Tapferkeit, Mut
Temperamentsausbrüche, sehr aggressiv, überängstlich innerer Druck, zwanghaftes Verhalten	Cherry Plum	innere Gelassenheit
vage Ängste ohne ersichtlichen Grund, Sensibilität	Aspen	Zuversicht und Vertrauen
enge Verbundenheit mit einem Familienmitglied (Mensch, Tier), übertriebener Schutztrieb, übertrieben besorgt um Nachwuchs	Red Chestnut	Gelassenheit

Gruppe 2: Unsicherheit

Ursache/Tierverhalten →	Bach-Blüte	positive Entwicklung
kein angeborenes Selbstbewusstsein, fehlende Instinktsicherheit, Unsicherheit, Verlassensangst (kann wegen sehr starker Bindung an die Bezugsperson nicht allein sein)	Cerato	natürliches Selbstbewusstsein
Unausgeglichenheit, Unentschlossenheit, wechselnde Stimmungen	Scleranthus	Entschlusskraft und Anpassungsfähigkeit
Misstrauen, Pessimismus, Entmutigung	Gentian	Vertrauen, Gelassenheit
Hoffnungslosigkeit in belastender Situation (z. B. Krankheit, Verlust), Kraftlosigkeit, braucht Hilfe	Gorse	zurück zum Normalen
Antriebsarmut, kein Durchhaltevermögen, mangelnde Spannkraft, geistige Müdigkeit, Schwäche des Bewegungsapparates	Hornbeam	neuer Schwung für das Leben
Unentschlossenheit, Unzufriedenheit, Orientierungslosigkeit, Rastlosigkeit, fehlende Ausdauer, nur kurze Freude an Neuem, Ehrgeiz (auch im Sexualverhalten)	Wild Oat	zielorientiertes Verhalten

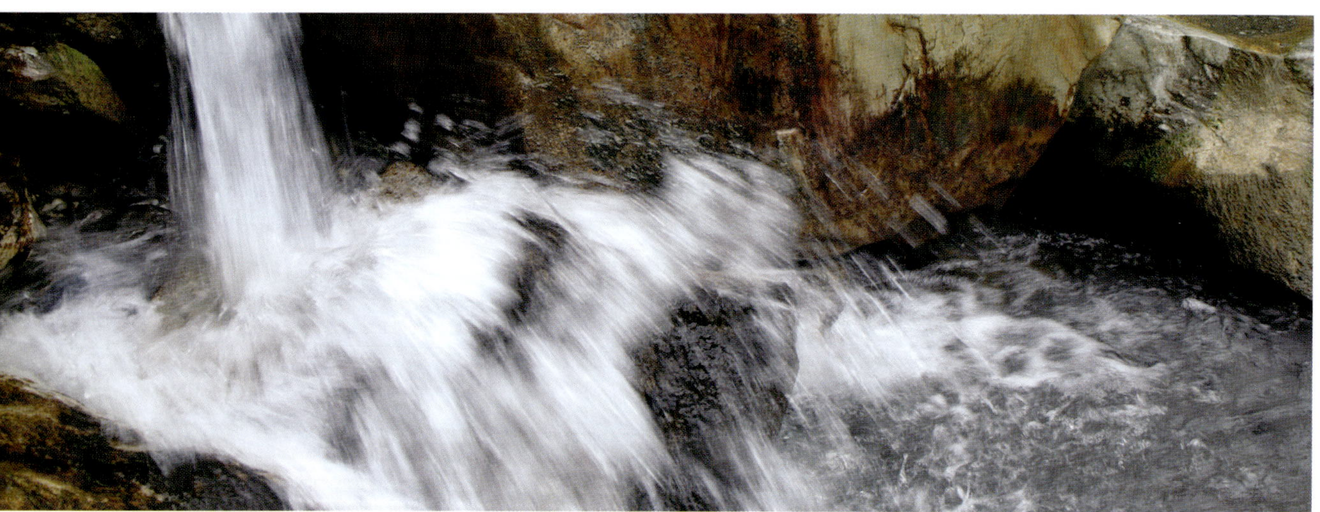

Rock Water

Gruppe 3: Mangelndes Interesse an der Gegenwart

Ursache/Tierverhalten →	**Bach-Blüte**	**positive Entwicklung**
Verträumtheit, Trägheit, Apathie	Clematis	Wachheit und Aktivität, Aktivierung der Lebensfreude
Sehnsucht nach Vergangenem, z. B. bei Besitzerwechsel, verkraftet Veränderungen nicht	Honeysuckle	Akzeptanz der Veränderung, Aktivierung der Lebensfreude
Teilnahmslosigkeit, Apathie, fehlende Lebensfreude und Vitalität, Therapieresistenz (schwierig zu erkennen)	Wild Rose	Lebensfreude, Vitalität, Abenteuerlust
Erschöpfung, Überforderung, erhöhtes Schlafbedürfnis	Olive	Stärkung der Vitalität
Verkrampftheit, Unaufmerksamkeit, ständig wiederkehrende Erkrankungen	White Chestnut	innere Ruhe und Klarheit
zeitweise Traurigkeit, Depression mit unbekannter Ursache	Mustard	Lebensfreude
Lernschwäche, macht immer dieselben Fehler, Oberflächlichkeit, Mangel an Beobachtung (Schwäche der Sinnesorgane), Abhängigkeit	Chestnut Bud	geschärftes Wahrnehmungsvermögen

Gruppe 4: Einsamkeit und Isolation

Ursache/Tierverhalten →	**Bach-Blüte**	**positive Entwicklung**
Überlegenheit, Stolz, Zurückgezogenheit, Unnahbarkeit	Water Violet	Zulassen von Nähe, seelische Gesundheit
Ungeduld, Hektik, Vorwärtsstürmen	Impatiens	Geduld
Selbstbezogenheit, zu große Anhänglichkeit, erträgt es nicht, allein zu sein, Drängen in den Mittelpunkt	Heather	Zurückhaltung

Gruppe 5: Überempfindlichkeit gegenüber Einflüssen

Ursache/Tierverhalten →	Bach-Blüte	positive Entwicklung
Überempfindlichkeit gegenüber allem, was die Harmonie stört, Kummer hinter fröhlicher Fassade	Agrimony	Ruhe und Frieden
zu gutmütig, schwach ausgebildeter Wille, Unterwürfigkeit, Parasitenbefall durch Schwäche	Centaury	Vitalität und Durchsetzungskraft
Verunsicherung und Anfälligkeit durch Veränderungen	Walnut	Sicherheit in neuen Situationen
Eifersucht, Misstrauen, Wut, Aggression, Hass	Holly	friedvolles Verhalten, Klärung, Durchbruch schaffen

Gruppe 6: Verzweiflung und Mutlosigkeit

Ursache/Tierverhalten →	Bach-Blüte	positive Entwicklung
Hilflosigkeit, Unsicherheit, Passivität, Mangel an Selbstvertrauen	Larch	Sicherheit und Selbstvertrauen
Empfindlichkeit bei Tadel, geduckte Haltung, erwartet Strafe (schlechtes Gewissen, Schuldgefühle)	Pine	Vergessen schlechter Zeiten, Selbstvertrauen
plötzlich erschöpft und nicht mehr leistungsfähig, Überforderung, Stress, wenig Stehvermögen	Elm	Ausgleich zwischen Aktiv und Passiv
ist am Ende seiner Belastbarkeit, innere Ausweglosigkeit und Verzweiflung, Leere, tiefe Traurigkeit, fühlt sich verloren, extreme Unruhe, Zusammenbruch	Sweet Chestnut	Lebens- und Überlebenskraft
hat einschneidende Erlebnisse nicht verarbeitet, z. B. seelische oder körperliche Verletzung, Kummer, Schock, Trauma, Geburt	Star of Bethlehem	Überwindung von Schockfolgen
Verbitterung, Groll, schlechte Laune, Aufsässigkeit	Willow	friedlicher Umgang mit Menschen und Artgenossen
Erschöpfung durch Verausgabung, Selbstüberforderung, übertriebenes Pflichtgefühl	Oak	Entspannung
Reinigungszwang, Lecken des Fells, Parasitenbefall, Hautprobleme, Abneigungen	Crab Apple	Abtransport von Gift- und Schlackenstoffen, dadurch Steigerung der Abwehrkräfte

Gruppe 7: Übermäßige Sorge um das Wohl anderer (Einmischung)

Ursache/Tierverhalten →	Bach-Blüte	positive Entwicklung
Aufdringlichkeit, fordert volle Zuwendung, will ständig Aufmerksamkeit durch negatives Verhalten	Chicory	nimmt sich zurück
übertriebene Begeisterung, Übereifer, Raubbau mit Kräften, psychisch starker Anführer	Vervain	ruhiges Verhalten
Dominanz, Herrschsucht, nur körperlich überlegener Anführer, Ungehorsam	Vine	natürliche Autorität
großes Selbstbewusstsein, starker Wille, Intoleranz, Ablehnung der Artgenossen, aggressive Protestreaktionen, Allergieanfälligkeit	Beech	Toleranz und Sanftmut
ist ständig in Hochform, Selbstdisziplin, Unterdrückung natürlicher Bedürfnisse	Rock Water	Flexibilität und spielerischer Ausdruck

Notfallmittel (Erste Hilfe-Tropfen)

Stress und Notsituationen, z. B. Verletzung, Verbrennung, Prellung, Sturz, Allergie, Insektenstich, Hitzschlag, Schmerzen, Abszess, Tierarztbesuch, Operation, Geburt (Mutter und Junge), übertriebene Kampfbereitschaft, Schreck, Schock, Angst, Phobie, unkontrolliertes Verhalten, Angespanntheit, Apathie, Bewusstlosigkeit, Depression, Verlust	Rescue Remedy	Überwindung körperlicher und seelischer Notzustände, Stabilisierung des körperlichen und seelischen Gleichgewichts, verhindert Kettenreaktionen auf Körperebene in kürzester Zeit

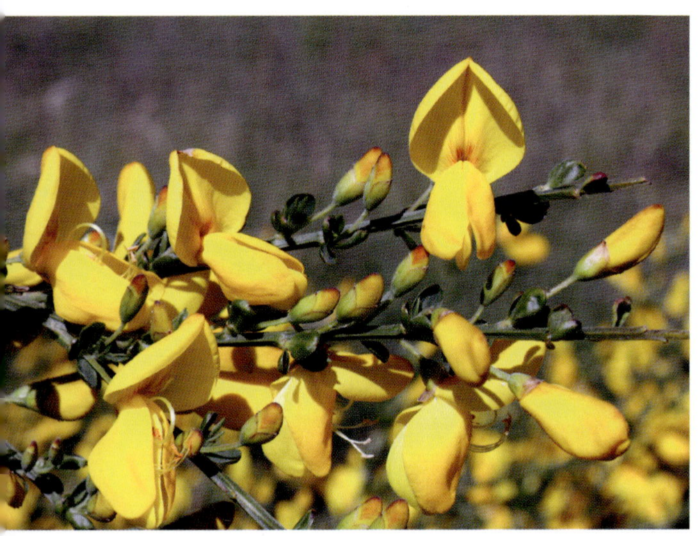
Gorse

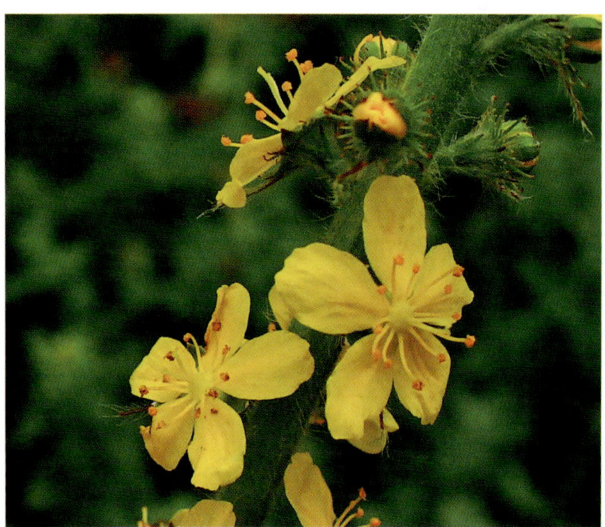
Agrimony

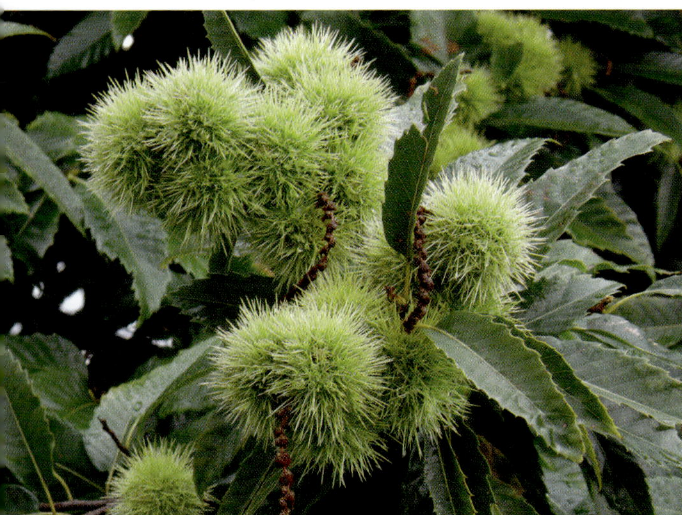
Sweet Chestnut

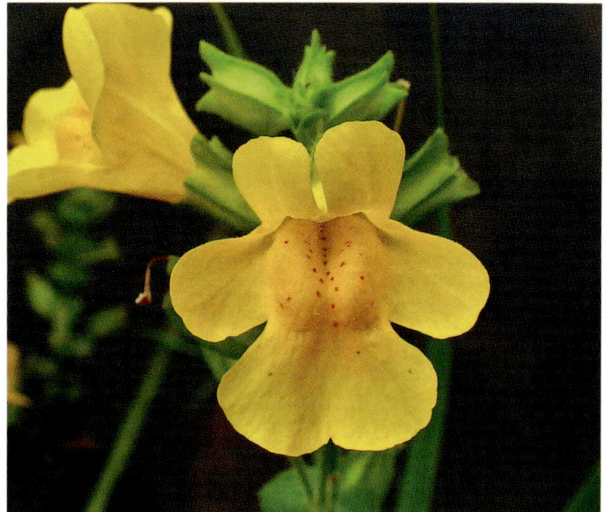
Mimulus

Kernsätze der 39 Blüten

Zu jeder Blüte gibt es charakteristische Auffälligkeiten, die das hervortretende Verhalten des Tieres treffend beschreiben. Wir nennen sie Ihnen in alphabetischer Reihenfolge der Blüten:

Nr.	Blüte	Tierverhalten/positive Entwicklung
1	Agrimony	überempfindlich gegenüber allem, was die Harmonie stört, Suchtverhalten positive Entwicklung: Ruhe und Frieden *kommt immer pünktlich zur Futterzeit, schlingt die Mahlzeit herunter, putzt den Napf blitzblank (Fresssucht), nimmt lebhaften Anteil an allem, was in der Familie passiert, bei Streitigkeiten und Lärm: drängt sich dazwischen oder zieht sich zurück, vermeidet Konfrontation* *spielt manchmal den Clown, kaspert herum*
2	Aspen	ohne ersichtlichen Grund ängstlich (→ Mimulus, Rock Rose) positive Entwicklung: Zuversicht und Vertrauen *Sensibelchen, hat sehr feine Antennen für Stimmungen (oft langhaarige Tiere), zuckt immer wieder scheinbar grundlos zusammen und verbirgt sich in der hintersten Ecke, Alleinsein am Tag oder in der Nacht ist überhaupt nicht seine Stärke, zittert schon bei geringen Anlässen über-ängstlich „wie Espenlaub", mag Autofahren gar nicht, muss sich manchmal sogar übergeben* (→ Elm, Scleranthus)
3	Beech	sehr selbstbewusst, hat einen starken Willen (→ Vine) positive Entwicklung: Toleranz und Sanftmut *will immer mit dem Kopf durch die Wand, duldet keine anderen Tiere in seinem Revier, bietet man ein anderes Futter an, rümpft das Tier arrogant die Nase und rührt es stundenlang nicht an* (→ Crab Apple, Vine), *neigt zu Allergien und Unverträglichkeiten (eine Form von Intoleranz).*
4	Centaury	zu gutmütig, will immer gefallen positive Entwicklung: Vitalität und Durchsetzungskraft *bei Rangordnungskämpfen stets unterlegen, lässt sich verprügeln („underdog"), wirkte von klein auf an schwächlich* (→ Wild Rose), *oft Parasiten, weil kraftlos*
5	Cerato	kein angeborenes Selbstbewusstsein positive Entwicklung: natürliches Selbstbewusstsein *ohne Bezugsperson läuft gar nichts, schleicht ständig seinem Menschen um die Beine, wartet auf Zuwendung* (→ Chicory, Heather), *jammert bei Alleinsein vor Verlustangst, Heimweh* (→ Walnut)

Nr.	Blüte	Tierverhalten/positive Entwicklung
6	Cherry Plum	überängstlich oder überaggressiv positive Entwicklung: innere Gelassenheit *steht unter Druck (z. B. wenn Leistungen abverlangt werden oder immer wieder Strafen drohen), kontrolliert zwanghaft immer wieder die Duftmarken in seinem Revier, reagiert heftig seine überschüssigen Kräfte ab, neigt zu allergischen Reaktionen und Muskelverspannungen*
7	Chestnut Bud	lernt wenig aus seinen Erfahrungen positive Entwicklung: geschärftes Wahrnehmungsvermögen *Chaot, bringt alles durcheinander, vernachlässigt sich selbst, vergisst aus Gleichgültigkeit sogar die Stubenreinheit, hat wegen seiner Schusseligkeit schlechte Erfahrungen gemacht (z. B. im Straßenverkehr,* → Scleranthus), *macht aber immer wieder dieselben Fehler* (→ White Chestnut)
8	Chicory	braucht ständig Aufmerksamkeit: gibt, um geliebt zu werden (→ Heather) positive Entwicklung: nimmt sich zurück *das Tier bekommt immer, was es will (Taktik, spielt den Leidenden usw.), alles dreht sich um das Tier, fordert bei Alleinsein Aufmerksamkeit durch Zerstörung der Einrichtung* **Merken:** Chicory ist das Mittel, das Menschen – auch als Tierhalter – am häufigsten brauchen. Statt bedingungsloser Liebe gibt es Freundlichkeit häufig nur gegen Leistung („wenn – dann"). Wichtig für Personen, die glauben, ihre Tiere bei der Erziehung unter Druck setzen zu müssen: Leckerli oder gar die gesamte Futterversorgung nur gegen Gehorsam („Futterbeutel"). Chicory findet Anwendung bei allen Formen von Manipulation, die täglich vielfach geschehen: Lüge, Diplomatie, Taktik, Tricks, Erpressung, Korruption, Bereicherung auf Kosten anderer, Schuldvorwürfe usw.
9	Clematis	träge bis apathisch positive Entwicklung: Wachheit und Aktivität, Aktivierung der Lebensfreude *schläft sehr viel, hat keine Lust zu spielen oder Spaziergänge zu machen, nimmt nicht aktiv am Leben teil, zieht sich in sein Schneckenhaus zurück*
10	Crab Apple	reinigt sich auffallend, hat Parasiten oder Hauterkrankungen (→ Centaury) positive Entwicklung: Abtransport von Gift- und Schlackenstoffen (wichtig bei Vergiftung!), damit Steigerung der Abwehrkräfte *putzt sich fast ununterbrochen, Leckekzem, wählerisch, akzeptiert nur „seine" Futtersorte* (→ Beech, Vine), *rührt verschmutztes Trinkwasser nicht an, geht Unordnung und Unsauberkeit aus dem Weg, tritt z. B. nie in Pfützen, Erbrechen, Durchfall, Floh-, Zecken-, Milben-, Wurmbefall, Ausleiten von Medikamentenresten nach einer Therapie, z. B. Cortison*

Nr.	Blüte	Tierverhalten/positive Entwicklung
11	Elm	plötzlich erschöpft (→ Olive, Hornbeam), nicht mehr leistungsfähig positive Entwicklung: Ausgleich zwischen Aktiv und Passiv *verunsichert und erschöpft durch neue Situationen, völlig überfordert beim Autofahren und beim Tierarztbesuch, Blasen- und Augenprobleme*
12	Gentian	misstrauisch positive Entwicklung: Vertrauen, Gelassenheit *Pechvogel, verhält sich aus Erfahrung bei allem sehr skeptisch, scheu gegenüber Mensch und Tier*
13	Gorse	kraftlos, fast am Ende, braucht Hilfe positive Entwicklung: zurück zum Normalen *empfindet schlimme Niederlage (z. B. chronische Krankheit, Verlust), völlig aus dem Gleichgewicht, nur noch ein Schatten seiner selbst, verweigert das Futter, liegt im Sterben (als Ergänzung zu Rescue Remedy: Sterbe- bzw. Lebenshilfe)*
14	Heather	erträgt es nicht, allein zu sein: nimmt und hält fest, um geliebt zu werden (→ Chicory) positive Entwicklung: Zurückhaltung *sucht Zuwendung, kann dabei sehr aufdringlich werden, geht zu fast jedem, streift anlehnungsbedürftig ständig um die Beine aller Familienmitglieder und Besucher, genießt es bei Krankheit sehr, gepflegt und verhätschelt zu werden, deshalb oft „krank"*
15	Holly	aggressiv, wütend, bissig positive Entwicklung: friedvolles Verhalten, Klärung, Durchbruch schaffen *zeigt Eifersucht und Wut (z. B. auf das neu angekommene Baby, neuen Partner der Bezugsperson, neues Haustier), umschleicht den Konkurrenten knurrend* (→ Beech), *neigt hin und wieder zu Entzündungen*
16	Honeysuckle	verkraftet Veränderungen nicht, trauert um das Vertraute (→ Walnut) positive Entwicklung: Akzeptanz der Veränderung, Aktivierung der Lebensfreude *vermisst sein altes Zuhause, alte Gewohnheiten, macht sich immer wieder auf den Weg in die vertraute Umgebung, will sich einfach nicht eingewöhnen* **Merken:** Honeysuckle ist wichtig für Abgabetiere
17	Hornbeam	antriebsarm, mangelndes Durchhaltevermögen (→ Olive, Elm) positive Entwicklung: neuer Schwung für das Leben *Langschläfer, liegt lustlos auf seinem Stammplatz, schaut selbst dem Spielzeug, das man ihm anbietet, nur teilnahmslos nach, ist aber sofort hellwach, wenn ein Besucher kommt oder es eine andere Abwechslung im Alltagstrott gibt*

Nr.	Blüte	Tierverhalten/positive Entwicklung
18	Impatiens	ungeduldig und reizbar positive Entwicklung: Geduld *blitzschnelle, hektische Bewegungen, schlingt sein Futter hastig herunter, ist in der Bewegung (Spaziergang, Ausritt) nicht zu bremsen, Hund: sehr aufgeregt beim Anleinen vor dem Spaziergang, versetzt die ganze Familie in Unruhe, ist dann völlig erschöpft, Juckreiz* (→ Crab Apple, Scleranthus)
19	Larch	wirkt hilflos und unsicher (→ Cerato, Gentian) positive Entwicklung: Sicherheit und Selbstvertrauen, Stabilisierung *lässt alles mit sich machen* (→ Centaury), *wehrt sich nicht, lässt auch beim Tierarzt alles über sich ergehen, braucht viel Lob und Streicheleinheiten*
20	Mimulus	Angst vor konkreten Situationen, bestimmten Personen (→ Aspen, Rock Rose) positive Entwicklung: Tapferkeit, Mut *„Angsthase", viele kleine Ängstlichkeiten, bestimmte Personen, Situationen, Geräusche und helles Licht behagen ihm nicht*
21	Mustard	wirkt zeitweise grundlos traurig (→ Clematis, Wild Rose) positive Entwicklung: Lebensfreude *Augen blicken leer und traurig, sie beobachten nichts mehr, bekannte Aktivität ist ohne ersichtlichen Grund plötzlich dahin, trottet niedergeschlagen und lustlos daher, verkriecht sich in dunklen Ecken (braucht Sonne)*
22	Oak	erschöpft durch Verausgabung (→ Olive, Vervain) positive Entwicklung: Entspannung *ist verbissen bei der Sache (z. B. Sport), verausgabt sich völlig, steht deshalb dauernd unter Stress, nimmt sich sogar zum Schlafen kaum Zeit*
23	Olive	erschöpft (→ Oak, Vervain) positive Entwicklung: Stärkung der Vitalität *erschöpft von einer Anstrengung (z. B. Rangordnungskampf, Krankheit), hat sich völlig verausgabt, kann sich nicht mehr auf den Beinen halten, will nur noch schlafen*
24	Pine	schlechtes Gewissen (Hinweis: Die Wissenschaft gesteht Tieren kein schlechtes Gewissen zu. Sie definiert eine geduckte Haltung als Angst vor Strafe. Trotzdem ist die Blüte wirksam.) positive Entwicklung: Vergessen schlechter Zeiten, Selbstvertrauen *hat Schlimmes erlebt, fühlt sich schuldig, hat nicht gehorcht oder etwas Verbotenes getan und kommt dann geduckt daher, auch wenn das Tier weiß, dass es nicht bestraft wird* (→ Centaury)

Nr.	Blüte	Tierverhalten/positive Entwicklung
25	Red Chestnut	übertrieben ängstlich besorgt um seinen Nachwuchs oder eine Bezugsperson positive Entwicklung: Gelassenheit *Tiermutter mag ihre Jungen nicht verlassen, befriedigt ihre eigenen Bedürfnisse nicht, verteidigt ihre Jungen nach Kräften* *Schutzhund, Blindenführhund: übertriebene Verteidigung der anvertrauten Person*
26	Rock Rose	Panik positive Entwicklung: Ruhe in Notsituationen, Lebensmut *durch Gewitter, Feuerwerk, Knall usw. in wilde Panik versetzt, verkriecht sich aus Todesangst, starr vor Schreck, spontaner Durchfall (macht sich aus Angst „in die Hose")*
27	Rock Water	ständig in Hochform (→ Oak, Vervain), verbissen in seinem Tun positive Entwicklung: Flexibilität und spielerischer Ausdruck *Gewohnheitstier, versteht die Welt nicht mehr wegen einer kleinen Veränderung (z. B. umgestellte Möbel), weigert sich, eine neue Situation anzunehmen* (→ Honeysuckle, Walnut), *Bewegungen wirken steif, Gelenkerkrankungen (HD, ED, Arthritis, Rheuma usw.)*
28	Scleranthus	unentschlossen positive Entwicklung: Entschlusskraft und Anpassungsfähigkeit *verträgt Schwankungen nicht (z. B. Wetterwechsel), Übelkeit im Auto* (→ Elm, Aspen), *wechselnder Appetit (frisst mal viel, mal sehr wenig), nicht schwindelfrei (Höhenangst: + Mimulus), macht einen unausgeglichenen Eindruck (auch: unharmonischer Körperbau), lässt sich leicht ablenken*
29	Star of Bethlehem	entscheidende Erlebnisse nicht verarbeitet (körperliche/seelische Verletzung, Schock, Trauma, auch: Geburtstrauma) positive Entwicklung: Überwindung von Schockfolgen *verletzt durch Unfall, rettet sich taumelnd, schwerer Verlust z. B. eines Artgenossen, des Besitzers* (→ Honeysuckle, Sweet Chestnut), *lässt sich nicht trösten, Haarausfall nach Schock*
30	Sweet Chestnut	am Ende der seelischen Belastbarkeit positive Entwicklung: Lebens- und Überlebenskraft *seelisch am Ende (z. B. nach dem Tod des Besitzers, hier: + Honeysuckle), trauert, wirkt verloren, isoliert sich, verweigert das Futter, krank*
31	Vervain	übertrieben begeistert (→ Oak, Rock Water) positive Entwicklung: ruhiges Verhalten *spielt voller Begeisterung und endlos lange mit seinem Spielzeug, hat eine natürliche Autorität durch psychische Dominanz* (→ Vine), *ist bei Zweittier sofort überlegen*

Nr.	Blüte	Tierverhalten/positive Entwicklung
32	Vine	dominant bis herrschsüchtig positive Entwicklung: natürliche Autorität *tyrannischer Herrscher, unnatürliche Autorität, nur körperliche Überlegenheit* (→ Vervain), *gibt Rivalen keine Chance, unterdrückt sie, lässt sich auch von seinen Menschen nichts sagen* (→ Beech) **Merken:** Ein Tier, das Vine-Verhalten ausleben kann, hat immer eine inkonsequente Bezugsperson, die Centaury braucht.
33	Walnut	bei Veränderungen anfällig positive Entwicklung: Sicherheit in neuen Situationen *will sich mit veränderter Situation nicht abfinden* (→ Rock Water), *z. B. neuer Besitzer, neue Umgebung (besonders Tierheim: + Honeysuckle), Familienzuwachs, Schmerzen beim Zahnen, Umstellung auf das Alter, auf die Aufgabe als Mutter usw., aus Mangel an Abwehrkräften krank* (→ Centaury)
34	Water Violet	stolz und zurückgezogen positive Entwicklung: Zulassen von Nähe, seelische Gesundheit *fühlt sich als „Fräulein Hochwohlgeboren" bzw. „Herr von und zu . . .", ist sich selbst genug, stolziert hochmütig an seinen Menschen vorbei, würdigt sie keines Blickes, zieht sich meist von allen zurück, sehr intelligent*
35	White Chestnut	verkrampft, leidet an regelmäßig wiederkehrenden Krankheiten (→ Chestnut Bud) positive Entwicklung: innere Ruhe und Klarheit *liegt verkrampft auf seinem Schlafplatz, kann sich nicht entspannen, obwohl ständig müde, wirkt selbst im Schlaf noch unruhig, läuft mit Vorliebe im Kreis herum, Hund: Schwanzjagen*
36	Wild Oat	ehrgeizig (→ Oak, Vervain, Rock Water), vielseitig interessiert, auch im Sexualverhalten positive Entwicklung: zielorientiertes Verhalten *hasst Langeweile, will ständig hinaus, um Abenteuer zu erleben, ist aber nie zufrieden, hat dauernd Lust auf Sex, benutzt manchmal dazu die Beine seiner Menschen* (→ Agrimony: Sucht), *kann sich schlecht orientieren (wichtig im Alter, wenn das Tier verwirrt wirkt), langsam heilende Wunden* (→ Holly)
37	Wild Rose	teilnahmslos bis apathisch (→ Clematis, Mustard, Olive, Star of Bethlehem, Sweet Chestnut) positive Entwicklung: Lebensfreude, Vitalität, Abenteuerlust *von Geburt an schwächlich* (→ Centaury), *hat den Lebenskampf aufgegeben, scheinbar kann nichts die Lebensgeister mehr wecken, blickt stumpf und leer seine Menschen an, liegt apathisch auf seinem Ruheplatz*

Nr.	Blüte	Tierverhalten/positive Entwicklung
38	Willow	unverträglich, mürrisch positive Entwicklung: friedlicher Umgang mit Menschen und Artgenossen *giftet Artgenossen und Menschen an, grollt, fühlt sich ständig angegriffen, leidet, möchte eigentlich nur bedauert werden* (→ Heather)
39	Rescue Remedy	Das Notfallmittel Rescue Remedy, von Dr. Edward Bach auch „Erste-Hilfe-Tropfen“ genannt, ist eine Kombination der fünf Blütenessenzen Cherry Plum, Clematis, Impatiens, Rock Rose, Star of Bethlehem. Positive Entwicklung: Überwindung körperlicher und seelischer Notzustände *als Sofortmaßnahme zur Stabilisierung des körperlichen und seelischen Gleichgewichts, in Stress- und Notsituationen, als Entscheidungshilfe zum Leben oder Sterben („Loslassen“, statt Einschläfern) + Gorse, von Tier und Halter einzunehmen, Näheres unter „Charakterbilder: 39. Rescue Remedy“ auf Seite 61.*

Es kann zunächst verwirrend sein, sich in den vorstehenden Übersichten zurechtzufinden. Unser nachfolgender Fragebogen wird Ihnen das Auffinden der geeigneten Blüte(n) erleichtern.
Notieren Sie sich einmal die Situationen, in denen Ihr Tier zu Fehlverhalten neigt. So bekommen Sie einen besseren Überblick.

Sollten mehrere Blüten infrage kommen, vergleichen Sie bitte das Verhalten Ihres Tieres mit dem Charakterbild der gefundenen Blüten (ab Seite 45). Sie können Ihrem Tier die gefundenen Blüten auch zur Probe geben, wie auf Seite 20 beschrieben.

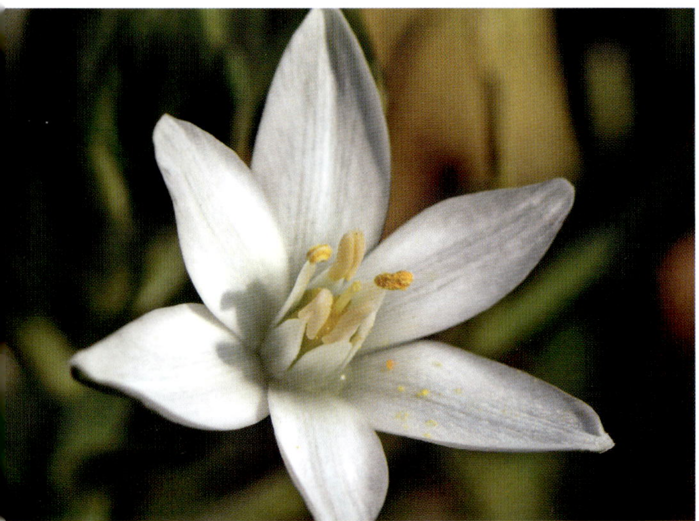

Star of Behlehem

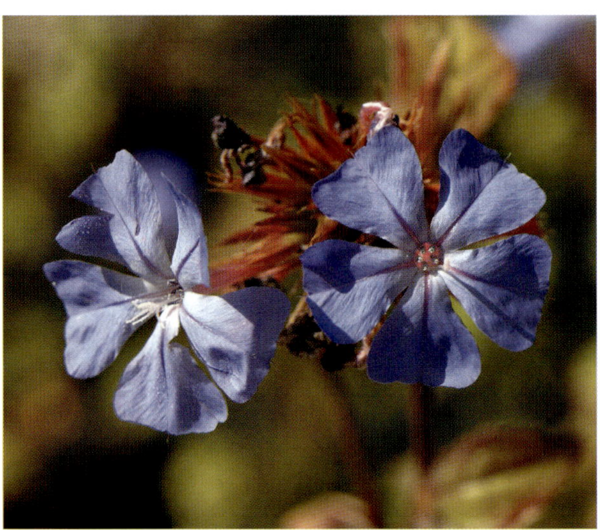

Cerato

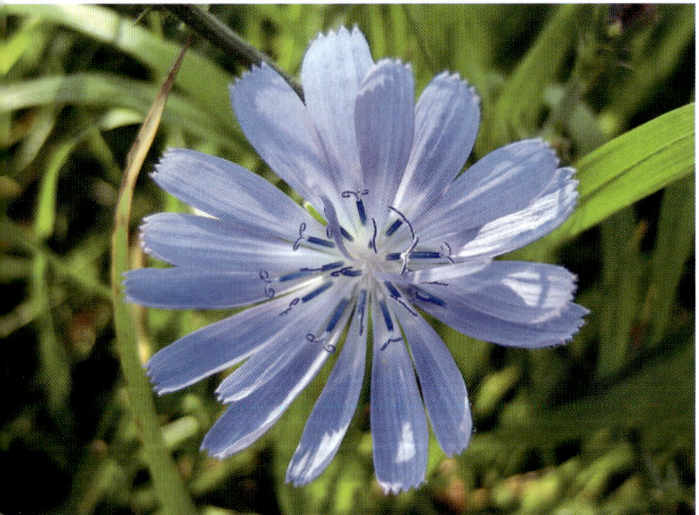

Chicory

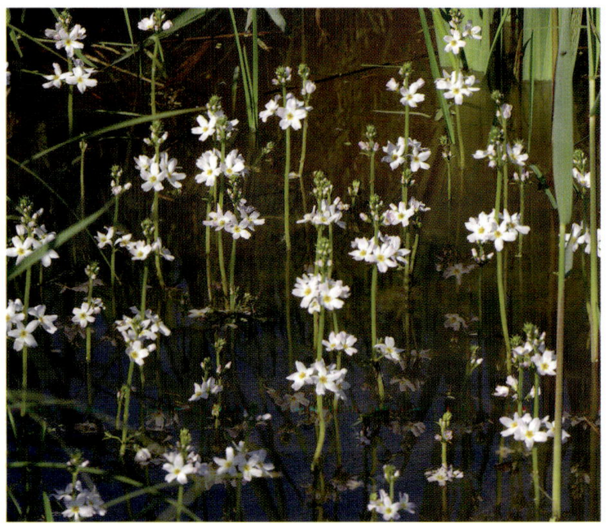

Water Violet

Fragebogen für Tiere

Der folgende Fragebogen ist dazu gedacht, akute Probleme aufzudecken. Die Fragen beziehen sich auf die aktuelle Situation.

Merken:
Mit Bach-Blüten kann man nichts behandeln, was gestern war oder morgen sein könnte.
Ausnahme: Abgrenzung gegen kommende äußere Einflüsse mit Centaury + Crab Apple (oft gebraucht von Menschen in Heilberufen). Zur Abgrenzung gegen Krankheitskeime wird noch Walnut hinzugefügt.

☐ **Agrimony**
Ist das Tier sehr harmoniebedürftig und zurückhaltend?
Kaspert es häufig herum, spielt es den Clown?
Frisst es gierig und viel (suchtartig)?
Zupft es sich Fell bzw. Federn aus?

☐ **Aspen**
Ist das Tier oft ohne ersichtlichen Grund schnell ängstlich?
Ist es sehr sensibel?
Reagiert es auf atmosphärische Störungen (Gewitter: Flucht ins Badezimmer, sucht Wassernähe)?
Hat es langes, feines Haar („Antennen" für 6. Sinn)?
Hat es Schlafprobleme (Angst im Dunkeln)?

☐ **Beech**
Ist das Tier selbstbewusst und willensstark?
Ist es angriffslustig, kampfbereit?

☐ **Centaury**
Ist das Tier zu gutmütig, willensschwach, unterwürfig?
Braucht es viel Lob?

☐ **Cerato**
Fehlt dem Tier das natürliche Selbstbewusstsein?
Ist es zu menschenbezogen? Wirkt es gehemmt?

☐ **Cherry Plum**
Zeigt das Tier unberechenbare Reaktionen?
Ist das Tier überaktiv, überaggressiv oder überängstlich?
Fehlt ihm Gelassenheit, dreht es manchmal durch?

☐ **Chestnut Bud**
Lernt das Tier schwer, ist es unbeholfen oder auch eigenwillig? Ist es unvorsichtig, verletzt es sich darum schnell?
Tritt dieselbe Krankheit in unregelmäßigen Abständen auf?
Hat das Tier Probleme beim Sehen, Hören, Riechen?

☐ **Chicory**
Braucht das Tier ständig Aufmerksamkeit?
Ist es aufdringlich, schnell beleidigt?
Wendet es Taktiken an, z. B. gehorcht es nur gegen Belohnung oder zerstört es bei Alleinsein die Möbel, um Aufmerksamkeit zu erregen?

☐ **Clematis**
Wirkt das Tier träge bis apathisch, verträumt?
Ist es schwer zu motivieren, zeigt es wenig Interesse?

☐ **Crab Apple**
Reinigt das Tier sich auffallend oft?
Hat es Probleme mit Haut, Fell bzw. Gefieder?
Hat es Medikamente bekommen, die es nicht vertrug?

☐ **Elm**
Ist das Tier plötzlich erschöpft, ausgelaugt, nicht mehr leistungsfähig? Ist es gestresst, überfordert?

☐ **Gentian**
Ist das Tier misstrauisch, allzu vorsichtig?
Zieht es sich in neuen Situationen sofort zurück?
Gibt es schnell auf?

☐ **Gorse**
Wirkt das Tier kraftlos, fast am Ende? Ist es chronisch krank?
Lehnt es Nahrung ab?
Ist es nicht mehr stubenrein?

☐ **Heather**
Erträgt das Tier es nicht, allein zu sein?
Will es ständig im Mittelpunkt stehen, ist es aufdringlich?

☐ **Holly**
Wird das Tier schnell aggressiv, boshaft, wütend?
Ist es eifersüchtig? Hat es öfter Entzündungen?

☐ **Honeysuckle**
Verkraftet das Tier Veränderungen schlecht, z. B. Umzug?
Hat das Tier Sehnsucht nach Personen?
Trauert es um einen Freund?
Kommt es aus dem Tierheim?

☐ **Hornbeam**
Ist das Tier antriebsarm, hat es wenig Durchhaltevermögen?
Wirkt es müde, passiv, lustlos?

☐ **Impatiens**
Ist das Tier ungeduldig und reizbar?
Drängt es ungestüm voran, ist es rücksichtslos?
Schlingt das Tier sein Futter hastig herunter?
Hat es starke Schmerzen?

☐ **Larch**
Wirkt das Tier hilflos und unsicher? Traut es sich nichts zu?

☐ **Mimulus**
Ist das Tier nervös?
Hat es Angst vor konkreten Situationen (z. B. Gewitter), bestimmten Menschen? Ist es zurückhaltend, scheu und mutlos?

☐ **Mustard**
Wirkt das Tier zeitweise traurig (Augenausdruck beachten)?
Mangelt es ihm an Appetit? (Fieber messen!)

☐ **Oak**
Hat das Tier sich verausgabt, ist es erschöpft?
Ist es zu ehrgeizig? Wird es überfordert?

☐ **Olive**
Ist das Tier erschöpft, müde? Ist oder war es gerade krank?

☐ **Pine**
Macht das Tier den Eindruck, als habe es ein schlechtes Gewissen? Lässt es sich nach schlimmen Erfahrungen leicht einschüchtern, verkriecht es sich schnell?

☐ **Red Chestnut**
Ist das Tier übertrieben besorgt um seine Bezugsperson oder seinen Nachwuchs? Zeigt es übertriebenes Beschützerverhalten?

☐ **Rock Rose**
Gerät das Tier schnell in Panik (Feuerwerk, Gewitter)?
Hat es extreme Angst? Ist es außer sich?

☐ **Rock Water**
Ist das Tier ständig in Hochform?
Wirkt es steif und ungelenk in seinen Bewegungen?

☐ **Scleranthus**
Wirkt das Tier unentschlossen?
Hat es wechselnden Appetit?
Hat es Gleichgewichtsstörungen?

☐ **Star of Bethlehem**
Hat das Tier ein einschneidendes Erlebnis nicht verkraftet?
Wirkt es traurig, wie betäubt?

☐ **Sweet Chestnut**
Ist das Tier am Ende seiner Belastbarkeit?
Fehlt der Lebenswille (kein Appetit, kein Interesse)?

☐ **Vervain**
Ist das Tier übertrieben begeisterungsfähig?
Wirkt es überaktiv und unruhig?

☐ **Vine**
Ist das Tier sehr dominant, herrschsüchtig?
Ist es eigensinnig und verweigert den Gehorsam?

☐ **Walnut**
Ist das Tier bei Veränderungen anfällig?
Kann es sich nicht eingewöhnen?

☐ **Water Violet**
Wirkt das Tier stolz?
Ist es am liebsten allein und lässt Nähe nicht zu?

☐ **White Chestnut**
Ist das Tier ständig müde, zerstreut? Schläft es schlecht?
Treten regelmäßig wiederkehrende Krankheiten auf?

☐ **Wild Oat**
Ist das Tier ehrgeizig?
Stürzt es sich auf Neues, hat aber keine Ausdauer?
Hat es eine schlecht heilende Wunde?
Zeigt es übersteigertes Sexualverhalten?

☐ **Wild Rose**
Wirkt das Tier teilnahmslos bis apathisch?
Ist es schnell erschöpft oder schwächlich von Geburt an?

☐ **Willow**
Ist das Tier im Umgang mit Menschen oder Tieren unverträglich?
Grollt es (z. B. beim Transport)?
Fühlt es sich schnell angegriffen, ist es oft schlecht gelaunt?

☐ **Rescue Remedy**
Ist das Tier seelisch oder körperlich aus dem Gleichgewicht?
Hatte es einen Unfall, ist es verletzt oder im Stress?

Wenn Sie sich anhand des Fragebogens noch nicht sicher sind, welche Blüte(n) Ihr Tier braucht, sehen Sie sich bitte nachstehend die typischen Verhaltensweisen bzw. Auffälligkeiten, die den Blüten zugeordnet werden können, im Einzelnen an.
Bei einem → vergleichen Sie bitte das Verhalten Ihres Tieres mit dem Charakterbild der angegebenen Blüte(n).

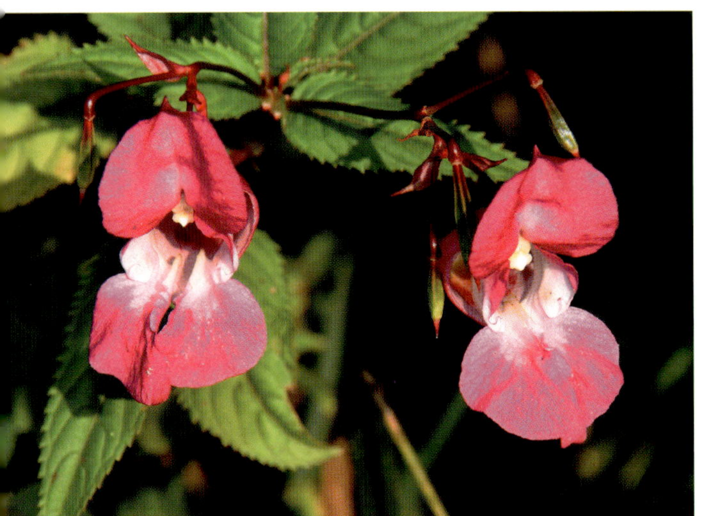

Impatiens

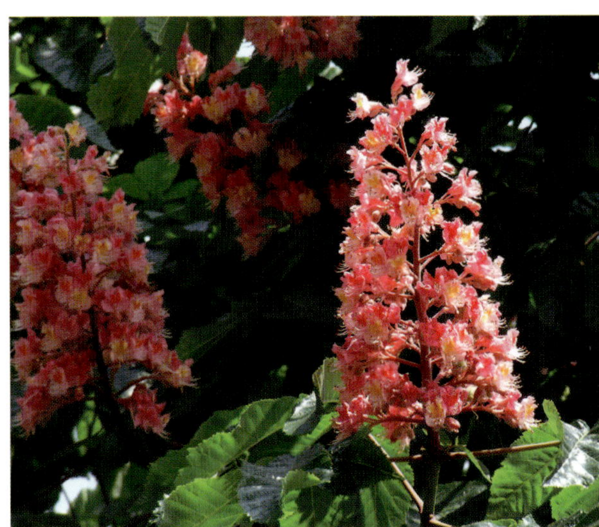

Red Chestnut

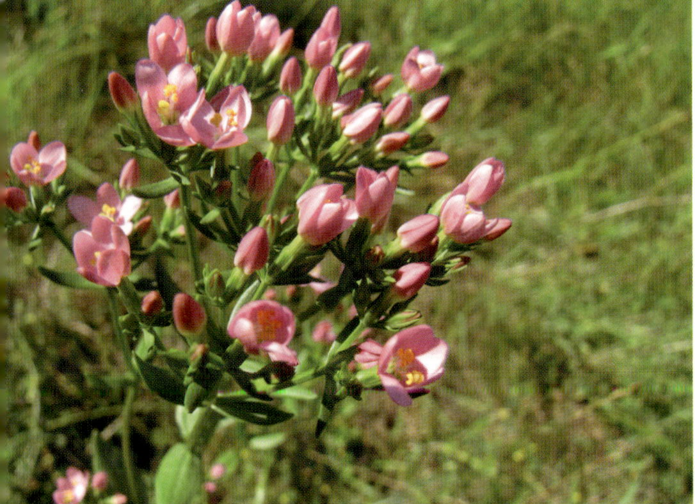

Centaury

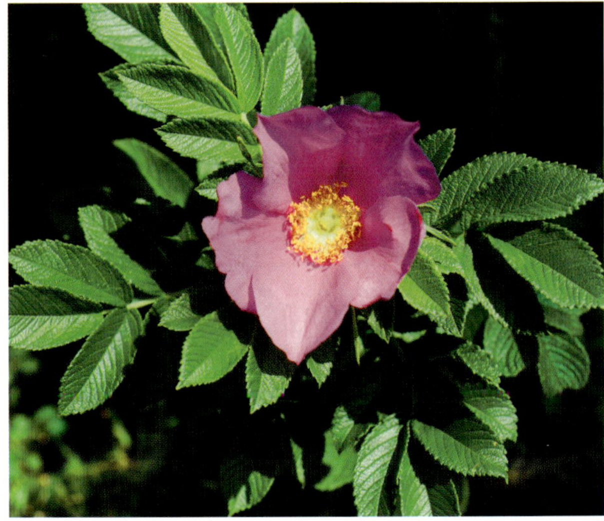

Wild Rose

Charakterbilder

Tiere, die eine bestimmte Bach-Blüte brauchen, zeigen sehr deutlich ein ganz bestimmtes Verhalten. Kreuzen Sie bitte mit Bleistift an, was auf Ihr Tier zutrifft. Am Schluss finden Sie eine Tabelle für die Auswertung.

1. Agrimony

Das Tier ist überempfindlich gegenüber allem, was die Harmonie stört.

Positive Entwicklung: Ruhe und Frieden

☐ Das Tier ist schnell abgelenkt.
- bei Geräuschen irritiert.
- verliert schnell die Lust.
- kann Erfahrungen nicht verarbeiten, nicht richtig umsetzen.
- kann sich nicht konzentrieren, weil zu viele Probleme verdeckt sind.

☐ Das Tier ist unruhig.
- immer in Aktion, hyperaktiv (auch sexuell), um innere Spannung abzubauen.
- nervös, überdreht.
- unruhiger Schlaf, läuft nachts umher.
- Hund: bellt dauerhaft.
- bringt Unruhe in die Umgebung.

☐ Das Tier ist zurückhaltend.

☐ Das Tier mag nicht allein bleiben.

☐ Das Tier frisst gierig und viel.

☐ Das Tier leidet bei Familienstreitigkeiten.
- ist harmoniebedürftig.
- kehrt den Clown heraus.

Augenausdruck: einsam, traurig aus Kummer über fehlende Harmonie.
- lässt sich leicht beeinflussen, weil harmoniebedürftig.
- bei Überforderung deprimiert, will Frieden.
- friedliebend um jeden Preis: nimmt alles in Kauf, lässt sich alles gefallen.

☐ Meridian: Dünndarm, Dreifach Erwärmer

2. Aspen

Das Tier ist ohne ersichtlichen Grund ängstlich (→ Mimulus, Rock Rose).

Positive Entwicklung: Zuversicht und Vertrauen

☐ Das Tier hat unerklärliche Angst.
- beim Alleinsein.
- wirkt allgemein ängstlich.
- erstarrt vor Schreck.
- lässt sich nicht anfassen.
- kein Mut, unterschwellige Angst.
- ist nervös.
- Angst setzt sich fest, weil das Tier zu etwas gezwungen wird, zum Beispiel: Pferd muss über ein Hindernis springen.

☐ Das Tier zeigt Angst gegenüber anderen Tieren.
- Angstbeißer.
- schlechte Erfahrungen beim Deckakt.

☐ Das Tier ist nachts ängstlich.
- fürchtet sich vor der Dunkelheit.
- wenn es allein schlafen muss.
- schläft abends schlecht ein.
- Angstträume, wimmert im Schlaf.
- Hund: bellt nachts grundlos ununterbrochen.

☐ Das Tier hat Angst beim Alleinsein.
- lässt den Menschen nicht fortgehen.
- wimmert.

- ☐ Das Tier reagiert in fremden Situationen ängstlich.
- – bei Besitzerwechsel, wenn das Tier misshandelt wurde.
- – im Urlaub.
- – wenn Besuch kommt.
- ☐ Das Tier ist schreckhaft.
- – bei Alltagsgeräuschen, zum Beispiel Donner, Knall (→ Mimulus, Rock Rose).
- – zittert aus Angst.
- – sensibel und sehr feinfühlig (oft langhaarige Tiere mit „feinen Antennen").
- ☐ Meridian: Leber, Galle

3. Beech

Das Tier ist sehr selbstbewusst und hat einen starken Willen.
Positive Entwicklung: Toleranz und Sanftmut

- ☐ Das Tier lehnt Menschen und/oder Artgenossen ab (→ Willow).
- – Kontaktschwierigkeiten.
- – fehlendes Einfühlungsvermögen.
- – übersteigerter Wille.
- – verweigert aus Protest.
- – überheblich, arrogant.
- – kann sich nicht anpassen.
- – übersteigerter Beschützertrieb (→ Red Chestnut).
- – zu großes Selbstbewusstsein, Tyrann (→ Vine).
- ☐ Das Tier ist bei der Nahrung wählerisch.
- – verweigert das Futter aus Protest (→ Crab Apple, Vine).
- ☐ Das Tier reagiert schmerzempfindlich.
- ☐ Das Tier ist angriffslustig, kampfbereit.
- – hart gegen andere.
- – zum Teil selbstzerstörerisch, Fellbeißen, Rupfen (→ Crab Apple, Holly, Mustard, Wild Oat).
- ☐ Das Tier neigt zu Allergien, Futterunverträglichkeiten, Autoimmunerkrankungen.
- ☐ Meridian: Kreislauf-Sexus

4. Centaury

Das Tier ist zu gutmütig.
Positive Entwicklung: Vitalität und Durchsetzungskraft

- ☐ Das Tier ist schüchtern.
- – Anpassungsschwierigkeiten, spielt nicht mit Artgenossen (→ Water Violet).
- – kann sich nicht durchsetzen.
- ☐ Das Tier lässt sich viel gefallen.
- – zeigt eine unterwürfige Körperhaltung.
- – unterwirft sich sofort bei Angriff und Tadel.
- – ist eher passiv.
- – lässt sich beim Futter von anderen Tieren verdrängen.
- – lässt sich leicht beeinflussen.
- – lässt sich alles gefallen, sogar Quälerei.
- ☐ Das Tier ist gutmütig.
- – lässt sich ausnutzen.
- – kann sich nicht konzentrieren und ist schnell müde, weil es sich zu viel zumutet.
- ☐ Das Tier braucht viel Lob (→ Larch).
- – strebt nach Anerkennung.
- – reagiert empfindlich auf Tadel.
- ☐ Das Tier wirkt unentschlossen (→ Cerato, Scleranthus, Wild Oat).
- – hat keinen eigenen Willen.
- – kann sich nicht für oder gegen etwas entscheiden.
- ☐ Das Tier hält bis zur Erschöpfung durch.
- – dadurch häufig verletzt oder krank.
- ☐ Das Tier wirkt schwächlich (→ Wild Rose).
- – ist häufig verletzt oder krank.
- – hat wenig Abwehrkräfte gegen äußere Einflüsse (auch: Parasiten).
- ☐ Meridian: Blase

5. Cerato

Das Tier hat kein instinktives Selbstbewusstsein (→ Larch).

Positive Entwicklung: natürliches Selbstbewusstsein

☐ Das Tier ist unsicher.
– ist bei Aktionen zögerlich.
– zeigt wenig spontane Reaktionen.
– zu große Abhängigkeit vom Tierhalter.
– wenig Selbstvertrauen nach Handaufzucht.
– kann nicht allein bleiben, jammert.
– Heimweh im Urlaubsquartier.
– zu anhänglich, zu menschenbezogen, kein Selbstvertrauen.
– kann sich nicht konzentrieren, weil auf andere fixiert.

☐ Das Tier ist unentschlossen (→ Centaury, Scleranthus, Wild Oat).
– weil es sich zu sehr nach anderen richtet.

☐ Das Tier wirkt gehemmt.
– hat Angst, etwas falsch zu machen.

☐ Meridian: Milz/Pankreas (Bauchspeicheldrüse)

6. Cherry Plum

Das Tier ist überängstlich (→ Aspen, Mimulus) oder überaggressiv (→ Holly, Vine).

Positive Entwicklung: innere Gelassenheit

☐ Das Tier zeigt plötzliche Temperamentsausbrüche.
– reagiert kopflos.
– dreht durch.
– beißt zu.
– steht unter Druck (muss gehorchen, muss viel Leistung erbringen, ist eingesperrt, erwartet Strafe).

☐ Das Tier ist unberechenbar.

☐ Das Tier läuft auffallend hin und her.

☐ Meridian: Dreifach Erwärmer

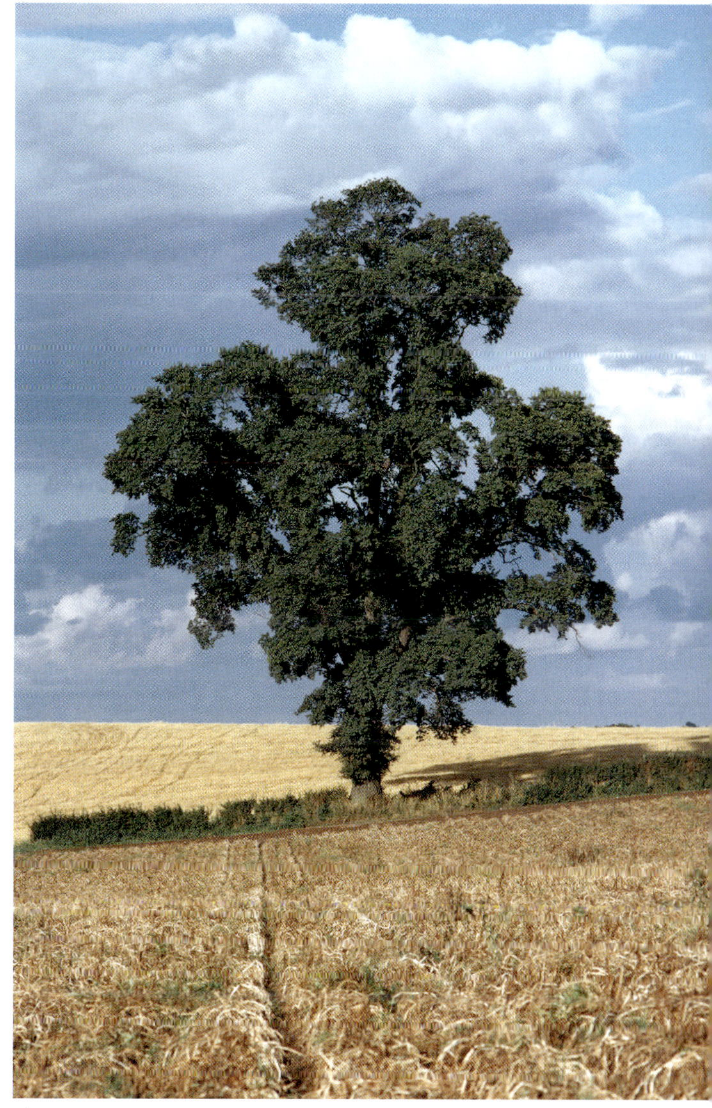

Elm

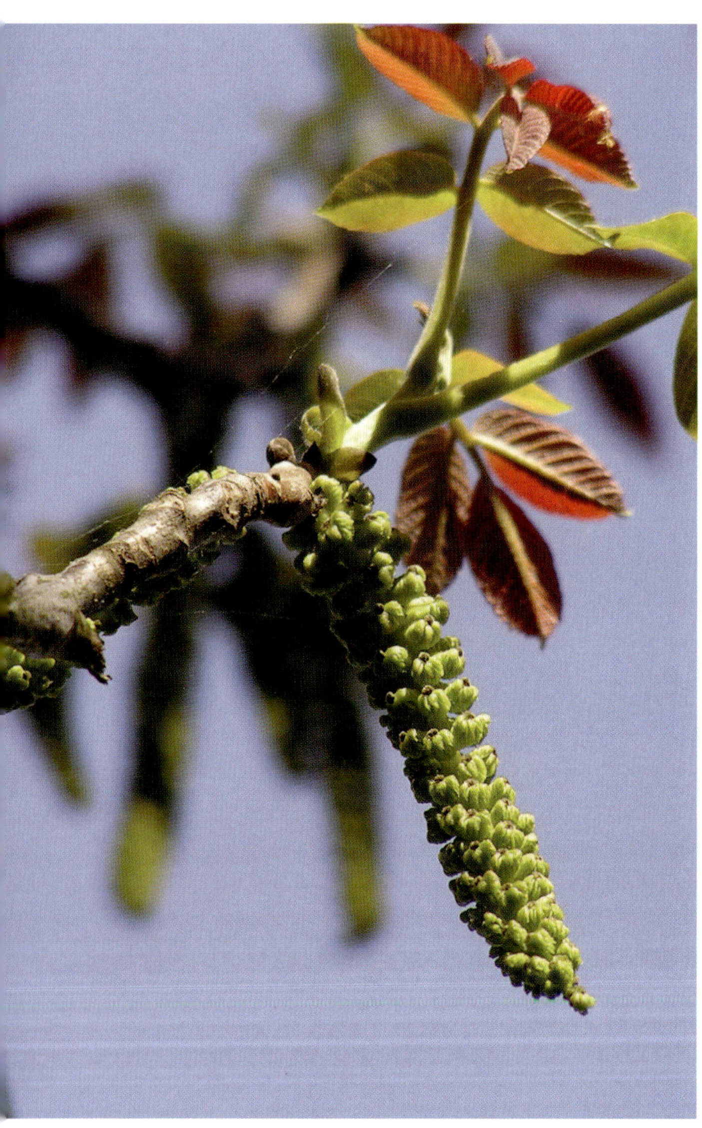
Walnut

7. Chestnut Bud

Das Tier lernt wenig aus seinen Erfahrungen (→ Gentian).
Positive Entwicklung: geschärftes Wahrnehmungsvermögen

☐ Das Tier hat Schwierigkeiten, etwas zu begreifen.
- ist ungeschickt.
- hat wiederkehrende Schwierigkeiten bei gleichen Aktionen (→ White Chestnut).
- unregelmäßig wiederkehrende Erkrankungen.

☐ Das Tier verletzt sich schnell.
- ist unvorsichtig, leichtsinnig.

☐ Das Tier ist unaufmerksam.
☐ Das Tier verbreitet Unordnung.
☐ Das Tier hat Probleme beim Sehen, Hören, Riechen.
☐ Meridian: Kreislauf-Sexus

Merken:
Chestnut Bud bei unregelmäßig wiederkehrenden Symptomen
White Chestnut bei regelmäßig wiederkehrenden Symptomen

8. Chicory

Das Tier braucht ständig Aufmerksamkeit: gibt, um geliebt zu werden (→ Heather).
Positive Entwicklung: nimmt sich zurück

☐ Das Tier verhält sich fordernd.
- kann lästig bis aufdringlich sein.
- möchte immer gestreichelt werden.
- läuft freiwillig bei Fuß oder um das Hosenbein (klammert).
- verhält sich wichtigtuerisch (→ Beech, Vine).
- kann dem Besitzer auf die Nerven gehen.
- möchte im Mittelpunkt stehen.

☐ Das Tier ist egoistisch.
- mag nicht allein sein.
- ist schnell reizbar.

☐ Das Tier manipuliert seine Bezugsperson.
- bettelt bei Tisch.

– gehorcht nur gegen Belohnung.
– läuft aus Kontrollverhalten ständig hinterher (→ Cerato).
☐ Das Tier zeigt übertriebenes Verhalten (→ Cherry Plum).
– Hund kläfft auffallend viel.
– leckt auffallend viel.
– zerstört Möbel, um beachtet zu werden.
☐ Das Tier ist schnell beleidigt.
☐ Meridian: Lunge

9. Clematis

Das Tier ist träge bis apathisch (→ Gorse, Honeysuckle, Mustard, Wild Rose).
Positive Entwicklung: Wachheit und Aktivität, Aktivierung der Lebensfreude
☐ Das Tier ist verträumt.
– wirkt teilnahmslos.
– döst viel.
– schläft tagsüber auffallend viel (→ Olive).
☐ Das Tier ist antriebsarm.
– zeigt keine Angst oder Aggression.
☐ Das Tier ist in einigen Fällen kränklich.
☐ Das Tier ist langsam.
☐ Meridian: Dickdarm

10. Crab Apple

Das Tier reinigt sich auffallend.
Positive Entwicklung: Abtransport von Gift- und Schlackenstoffen, damit Steigerung der Abwehrkräfte (wichtig bei Vergiftungen, Entzündungen)
☐ Das Tier hat Haut-/Haar-/Gefiederprobleme.
– hat ein stumpfes, glanzloses Fell.
– leidet unter Befall von Flöhen, Läusen, Milben, Würmern (→ Centaury).
☐ Das Tier wirkt unruhig.
– leckt sich ständig nach Katzenart, Leckekzem (→ Beech, Holly, Mustard, Wild Oat).
– kaut an seinen Pfoten (durch Speichel rosa verfärbt).
– kratzt sich (→ Impatiens, Scleranthus).
– rutscht mit dem Hinterteil auf dem Boden (Hund: Analdrüsen kontrollieren lassen).
☐ Das Tier ist in allen Dingen wählerisch.
– ekelt sich vor bestimmten Futtersorten (→ Beech, Vine).
– rührt leicht verunreinigtes Trinkwasser nicht an.
– macht einen Bogen um Pfützen.
☐ Das Tier neigt zu Hauterkrankungen (z. B. zu Abszessen, Ekzemen, Entzündungen), Allergien, Bronchitis, Asthma.
☐ Meridian: Galle

Merken:
Crab Apple ist das „Antibiotikum" unter den Bach-Blüten. Es kommt zum Einsatz gegen Absonderungen, Viren, Bakterien, Pilze, Parasiten und Giftstoffe, reinigt Wunden.

11. Elm

Das Tier ist plötzlich erschöpft (→ Gorse, Oak, Olive, Hornbeam, Vervain) und nicht mehr leistungsfähig.
Positive Entwicklung: Ausgleich zwischen Aktiv und Passiv
☐ Das Tier ist bei bekannten Aktionen oder Pflichten müde und erschöpft.
☐ Das Tier ist bei Schwierigkeiten gestresst.
☐ Das Tier ist überfordert.
☐ Das Tier wirkt niedergeschlagen.
☐ Das Tier ist sichtbar nervös.
☐ Meridian: Nieren, Blase

12. Gentian

Das Tier ist misstrauisch.
Positive Entwicklung: Vertrauen, Gelassenheit
☐ Das Tier ist übervorsichtig.
– verhält sich bei allem zögernd.

- zieht sich bei neuen Situationen sofort zurück (→ Walnut).
- ist scheu gegenüber Artgenossen (→ Larch, Cerato, Centaury).

☐ Das Tier ist bei allem Neuen misstrauisch (→ Honeysuckle, Walnut).
- bei Besitzerwechsel.
- bei Wohnungswechsel.
- ist aufgeregt bei neuen Situationen, z. B. vor einem Transport (→ Walnut).

☐ Das Tier gibt schnell auf, hat wenig Ausdauer.
- scheint ein Pechvogel zu sein und alles Negative anzuziehen.
- braucht lange, um aus seinen Fehlern zu lernen (→ Chestnut Bud).

☐ Das Tier ist berührungsempfindlich.
- weicht bei Handfütterung zurück.
- verkriecht sich bei Tadel (→ Pine, Larch, Cerato, Centaury).

☐ Meridian: Magen

13. Gorse

Das Tier ist kraftlos, fast am Ende, braucht Hilfe.
Positive Entwicklung: zurück zum Normalen

☐ Das Tier ist völlig entkräftet (→ Elm, Hornbeam, Oak, Olive, Vervain).

☐ Das Tier ist nicht zu motivieren.
- mag nur noch drinnen bleiben.

☐ Das Tier lehnt Nahrung ab.

☐ Das Tier ist unsauber.

☐ Das Tier ist chronisch krank (→ Olive, Wild Rose).

☐ Das Tier liegt im Sterben (Sterbe- oder Genesungshilfe mit Rescue Remedy). Auffällig: eingefallene Schläfen am Lebensende.

☐ Meridian: Magen, Milz/Pankreas (Bauchspeicheldrüse)

Merken:
Hoffnungslosigkeit ist eine starke Blockade.
Hoffnung kann heilen, wie man von Placebo-Versuchen weiß.

14. Heather

Das Tier erträgt es nicht, allein zu sein: nimmt und hält fest, um geliebt zu werden (→ Chicory).
Positive Entwicklung: Zurückhaltung

☐ Das Tier ist überanhänglich (→ Cerato, Chicory).
- möchte ständig gestreichelt werden.
- sucht andere Tiere oder fremde Menschen, ist jedermanns Freund.

☐ Das Tier spielt das „ewige Kind".
- kann sich nicht anpassen.
- ist bei mangelnder Beachtung beleidigt.
- kann nicht allein sein.
- möchte ständig, dass jemand mit ihm spielt.

☐ Das Tier will immer im Mittelpunkt stehen (→ Chicory).
- ist aufdringlich (stößt mit der Schnauze an, kratzt nachdrücklich).
- wirkt angeberisch.

☐ Meridian: Nieren

15. Holly

Das Tier ist aggressiv, wütend.
Positive Entwicklung: friedvolles Verhalten; Klärung – den Durchbruch schaffen, wenn die Therapie nicht anschlägt (→ Wild Oat)

☐ Das Tier verhält sich feindselig gegenüber bestimmten Personen oder Tieren (→ Vine, Beech, Cherry Plum, Willow).
- reagiert aggressiv, wenn ihm etwas nicht passt.
- ist bösartig (Grund herausfinden, z. B. Schmerzen, schlimme Erfahrungen).
- ist grausam.
- beißt andere.

☐ Das Tier ist eifersüchtig auf ein Tier oder einen Menschen.
- beißt aus Neid den Konkurrenten weg (Futteraggression).
- Selbstzerstörung (→ Beech, Crab Apple, Mustard, Wild Oat).
- greift das Baby/Zweittier an.

- ☐ Das Tier hat nicht heilende Wunden (→ Wild Oat), eine Entzündung, Fieber.
- ☐ Meridian: Blase

Merken:
Holly ist – neben Rescue – das Mittel der Wahl bei Fieber und Entzündungen (das sind alle auf -itis endenden Erkrankungen).
Es kommt bei allem zum Einsatz, das als aggressiv, heftig, schlimm empfunden wird.

16. Honeysuckle

Das Tier verkraftet Veränderungen nicht, trauert um das Vertraute (→ Walnut, Rock Water).

Positive Entwicklung: Akzeptanz der Veränderung, Aktivierung der Lebensfreude

- ☐ Das Tier kann sich schlecht an Veränderungen gewöhnen.
  - neue Umgebung (wichtig für Abgabetiere, im Tierheim).
  - neuer Lebenspartner (→ Holly).
  - neue Möbel.
- ☐ Das Tier ist traurig.
  - hat große Sehnsucht.
  - heult, jammert, sucht.
- ☐ Das Tier ist motivationslos.
  - ist apathisch, zeigt kein Interesse am täglichen Leben.
  - ist verträumt.
  - starrt auf einen Punkt.
  - kapselt sich ab.
- ☐ Das Tier zeigt Veränderungen beim Fressverhalten.
  - frisst viel als Ersatzbefriedigung.
  - frisst nicht, auch keinen Leckerbissen.
- ☐ Meridian: Lunge

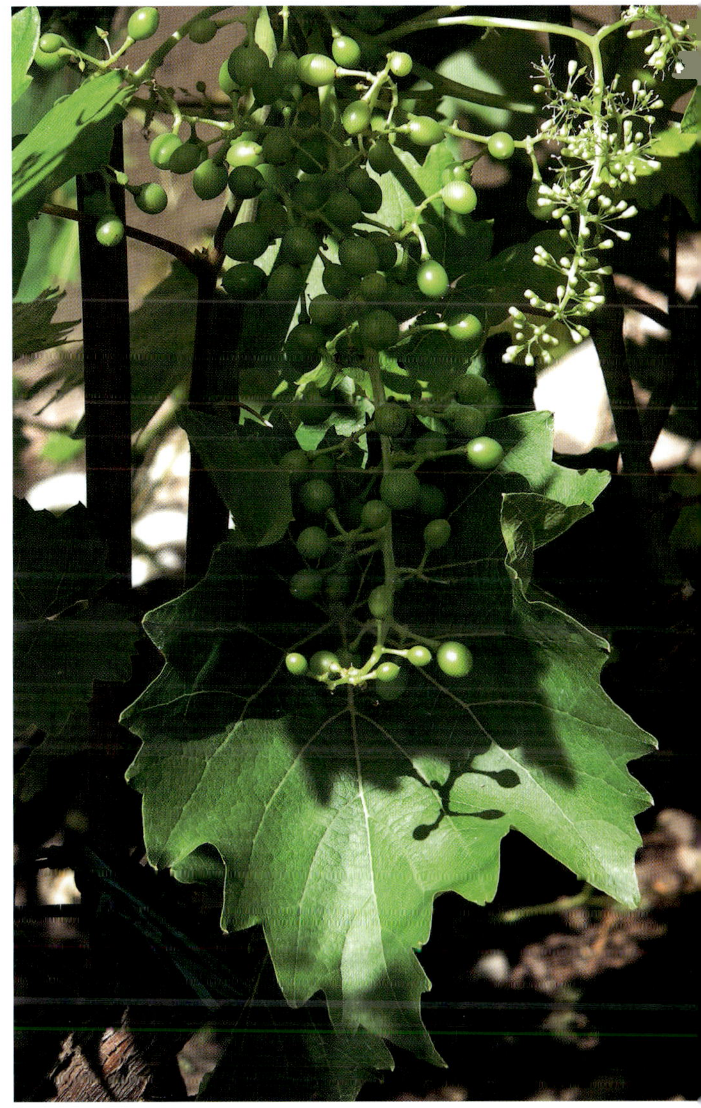

Vine

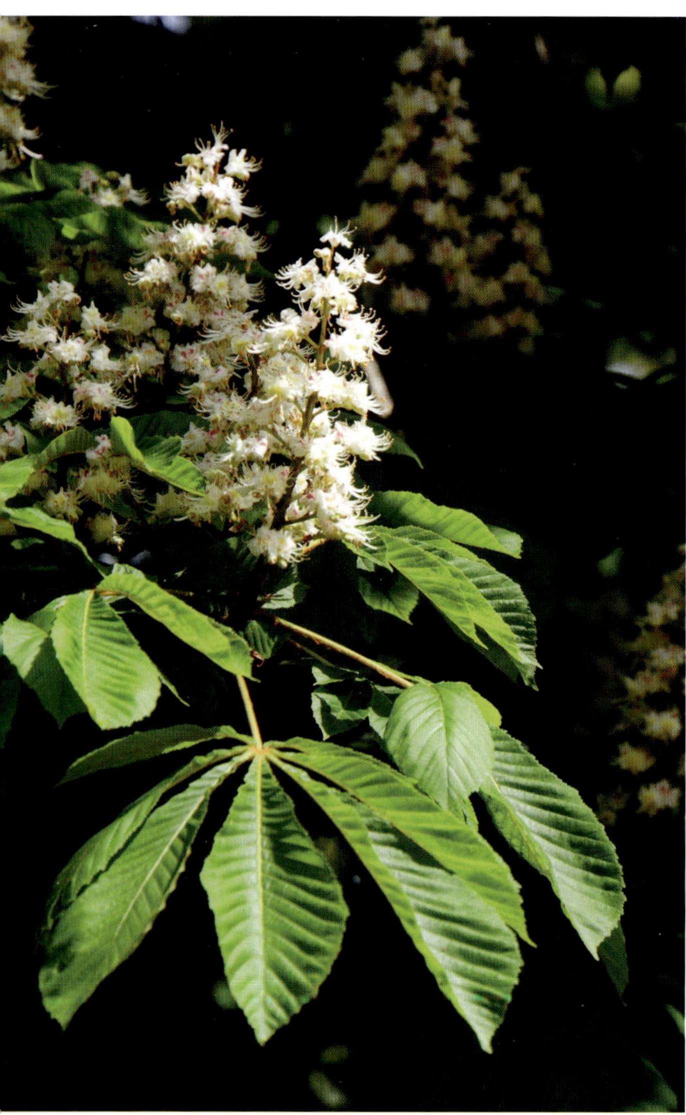

White Chestnut

17. Hornbeam

Das Tier ist antriebsarm und hat ein mangelndes Durchhaltevermögen (→ Olive, Elm).

Positive Entwicklung: neuer Schwung für das Leben

☐ Das Tier ist erschöpft von der Routine (→ Elm, Gorse, Oak, Olive, Vervain).
– ist bei Abwechslung aber fit, munter und aufmerksam.
– versagt bei bekannten Aufgaben (z. B. beim Sport), ist aber neugierig auf neue Herausforderungen (Hindernisse).
– ist energielos.
– ist müde (→ Clematis, Olive).

☐ Das Tier ist unmotiviert.
– ist lustlos.
– ist passiv.
– lässt die Ohren hängen.
– wirkt äußerst gelangweilt.

☐ Meridian: Herz

18. Impatiens

Das Tier ist ungeduldig und reizbar.

Positive Entwicklung: Geduld

☐ Das Tier ist hektisch (→ Scleranthus).
– kann nicht abwarten.
– drängt nach vorn.
– nichts kann schnell genug gehen.
– ist ungestüm.

☐ Das Tier ist nervös.
– scheint unter Spannung zu stehen (→ Cherry Plum).
– schnell gereizt.
– zeigt überschießende Reaktionen.
– Juckreiz (→ Crab Apple, Scleranthus).

☐ Das Tier ist aus Ungeduld aggressiv.
– rücksichtslos (→ Holly, Beech, Vine).

☐ Das Tier ist unkonzentriert (→ Chestnut Bud).
– möchte beim Lernen/Sport schneller weiter, als es soll.

☐ Das Tier hat starke Schmerzen.
☐ Meridian: Leber, Dickdarm

19. Larch

Das Tier wirkt hilflos und unsicher (→ Cerato, Gentian).
Positive Entwicklung: Sicherheit und Selbstvertrauen, Stabilisierung.
Larch verstärkt die Wirkung der anderen Blüten.

☐ Das Tier traut sich nichts zu.
– zögernd.
– übervorsichtig.
– unsicher.
– kann sich nicht durchsetzen.
– Augen blicken fragend auf die Bezugsperson.

☐ Das Tier ist passiv.
– wehrt sich nicht bei Angriffen (→ Centaury).
– unauffällig.
– bescheiden.
– lässt Kopf und Schwanz hängen.

☐ Das Tier braucht viel Lob (→ Centaury).
– aber das Lob ist ihm äußerlich unangenehm (→ Water Violet).

20. Mimulus

Das Tier ist ängstlich in konkreten Situationen, bei bestimmten Personen (→ Aspen, Rock Rose).
Positive Entwicklung: Tapferkeit, Mut

☐ Das Tier ist allgemein ängstlich.
– zurückhaltend.
– scheu, furchtsam.

☐ Das Tier ist ängstlich gegenüber Alltagseinflüssen.
– geräusch- und lärmempfindlich (z. B. Gewitter, Silvesterknaller, Maschinen).
– lichtempfindlich.

☐ Das Tier hat Angst vor alltäglichen Dingen.
– vor bestimmten Personen (z. B. mag keine Männer mit Bart) oder Gegenständen.
– vor bestimmten Artgenossen.
– vor dem Autofahren, vor Treppen, Fahrstühlen.
– viele kleine Ängstlichkeiten mit klar erkennbarem Hintergrund.

☐ Meridian: Nieren

21. Mustard

Das Tier wirkt zeitweise grundlos traurig (→ Clematis, Wild Rose).
Positive Entwicklung: Lebensfreude

☐ Das Tier ist apathisch.
– hat traurige Augen.
– verkriecht sich im Dunkeln.
– zeigt Frustreaktionen, z. B. Fellbeißen (→ Beech, Crab Apple, Holly, Wild Oat).

☐ Das Tier ist antriebsarm.
– träge.
– döst viel.
– schleicht nur.
– interesselos, lustlos.
– wie gelähmt.

☐ Das Tier ist reaktionsarm.
– langsam in seinen Reaktionen.
– lässt alles mit sich geschehen (→ Centaury, Larch).

☐ Meridian: Dickdarm, Nieren

22. Oak

Das Tier ist erschöpft durch Verausgabung (→ Elm, Gorse, Hornbeam, Olive, Vervain).
Positive Entwicklung: Entspannung

☐ Das Tier ist erschöpft.
wird überfordert.
– ist zusammengebrochen.

☐ Das Tier mutet sich selbst zu viel zu.
– ist unermüdlich und übertreibt, z. B. beim Sport (→ Vervain).
– ist zu ehrgeizig.
☐ Meridian: Leber

23. Olive

Das Tier ist erschöpft (→ Elm, Gorse, Hornbeam, Oak, Vervain).
Positive Entwicklung: Stärkung der Vitalität
☐ Das Tier hat sich verausgabt.
– wurde überfordert.
– kann sich nicht mehr auf den Beinen halten.
– ist energielos.
– schläft auffallend viel.
☐ Das Tier ist durch oder nach Krankheit erschöpft (→ Gorse, Wild Rose).
– hat viel durchgemacht.
– Muskelschwäche.
– Knochenschwäche.
☐ Meridian: Leber

24. Pine

Das Tier hat ein schlechtes Gewissen. Hinweis: Die Wissenschaft gesteht Tieren kein schlechtes Gewissen zu. Sie definiert eine geduckte Haltung als Angst vor Strafe. Tiere zeigen Pine-Verhalten (hilflosen Augenausdruck, geduckte Haltung, manchmal erstarrt) auch, wenn sie wissen, dass sie für eine unerwünschte Handlung nicht gestraft werden. Eine Pine-Blockade (schlechtes Gewissen, Schuldempfinden) wird oft unterschätzt.
Positive Entwicklung: Vergessen schlechter Zeiten, Selbstvertrauen
☐ Das Tier hat ein schlechtes Gewissen.
– fühlt sich nach schlimmen Erfahrungen an allem schuld.
– verkriecht sich.
☐ Das Tier ist unterwürfig (→ Centaury, Cerato, Larch).
– feige (→ Aspen, Mimulus, Rock Rose).
– schreckhaft.
– lässt sich unterdrücken (Hund: „Kriecher“).
– lässt sich durch strafende Blicke einschüchtern.
– lässt sich von Artgenossen einschüchtern.
☐ Das Tier schöpft seine Möglichkeiten nicht aus.
– wirkt bedrückt, hilflos, unsicher, freudlos, nicht „frei“.
☐ Meridian: Blase

25. Red Chestnut

Das Tier ist übertrieben ängstlich besorgt um seinen Nachwuchs oder eine Bezugsperson.
Positive Entwicklung: Gelassenheit
☐ Das Tier ist extrem mit einer Person oder einem Tier verbunden (z. B. Blindenführhund).
– zeigt übertriebenes Beschützerverhalten (→ Beech).
– ist eine allzu „gute“ Mutter, wagt sich nicht vom Nachwuchs fort.
☐ Das Tier sucht bei Abwesenheit des betreffenden Lebewesens ziellos.
– klagt.
– verweigert das Futter.
☐ Das Tier vernachlässigt sich selbst.
☐ Meridian: Lunge

26. Rock Rose

Das Tier ist in Panik.
Positive Entwicklung: Ruhe in Notsituationen, Lebensmut
☐ Das Tier hat extreme Angst (→ Aspen, Cherry Plum, Mimulus).
– stürmt in wilder Panik davon.
– weiß nicht, was es tut (muss gesichert werden: Hund anleinen!).
– ist wie gelähmt, steif vor Schreck.

- zittert am ganzen Körper.
- verschwindet schnell in eine schützende Umgebung.

☐ schwacher Puls
☐ Verletzung
☐ Schaum vor dem Maul
☐ allergischer Schock
☐ Insektenstich
☐ Hitzschlag
☐ Bewusstlosigkeit
☐ plötzliche Magen- und Darmstörung aus Angst

- spontaner Durchfall
- spontanes Erbrechen

☐ Meridian: Dreifach Erwärmer

27. Rock Water

Das Tier ist ständig in Hochform (→ Oak, Vervain).
Positive Entwicklung: Flexibilität und spielerischer Ausdruck

☐ Das Tier hat ausgeprägte Gewohnheiten.

- protestiert bei Veränderungen (→ Beech, Walnut, Honeysuckle).

☐ Das Tier ist verbissen in seinem Tun.
☐ Das Tier ist langsam.
☐ Das Tier wirkt steif und ungelenk in seinen Bewegungen (→ Water Violet, Willow, Futterfehler: Rohkost fehlt).

- starre Gelenke (Arthrose, Arthritis, besonders: rechtes Knie).
- verkrampfte Muskulatur (→ Vervain, White Chestnut).
- verkrampfte Eingeweide.
- Verstopfung.

☐ Das Tier hat ein glanzloses, struppiges Fell.
☐ Meridian: Galle

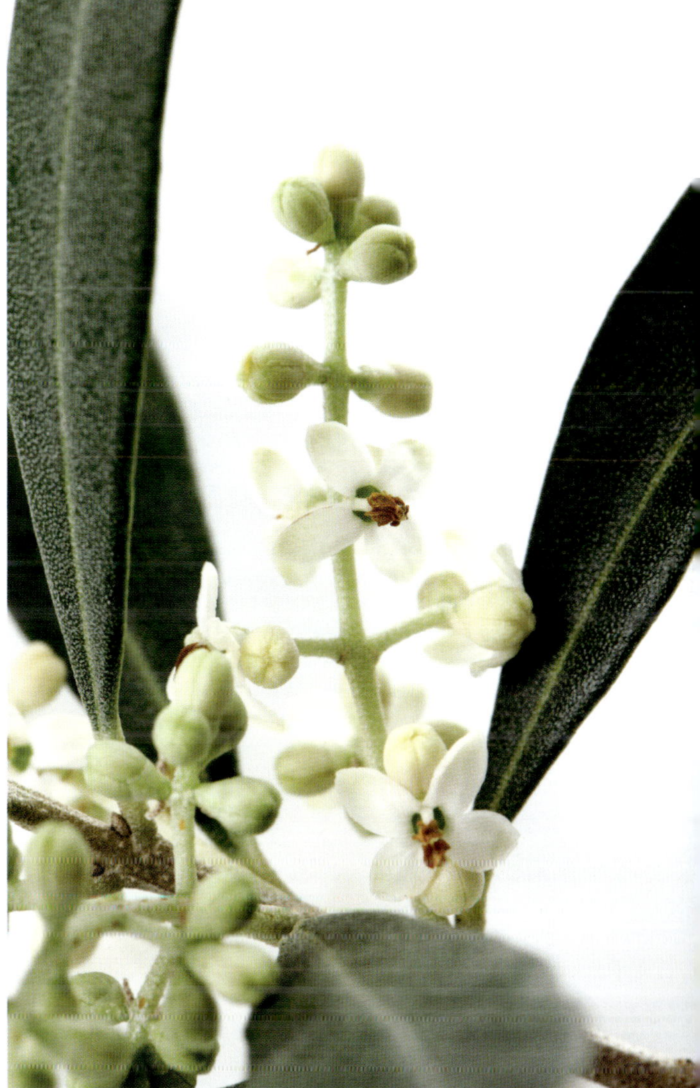

Olive

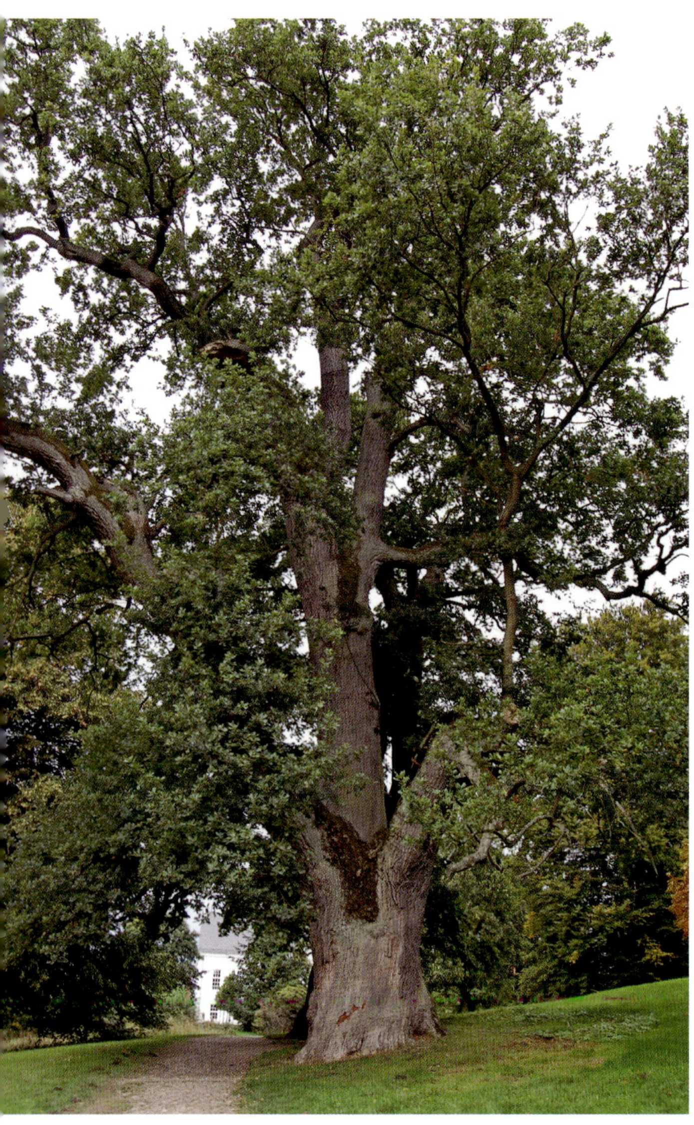

Oak

Merken:
„Steif im Denken – steif in den Gelenken."
Unterschiede:
- Rock Water
  verträgt keine Veränderungen, spielt kaum, ist nicht flexibel (innerlich verhärtet).
- Water Violet
  ist sich selbst genug, stolzes Auftreten, unnahbar und steif.
- Willow
  grollt und gibt anderen die Schuld, sucht die Ursache nicht bei sich selbst.
  Erfahrungsgemäß werden dadurch häufig die Gelenke angegriffen (Arthrose, Rheuma).

28. Scleranthus

Das Tier ist unentschlossen (→ Centaury, Cerato, Wild Oat).
Positive Entwicklung: Entschlusskraft und Anpassungsfähigkeit

☐ Das Tier ist nicht im Gleichgewicht.
- hat wechselnden Appetit.
- hat Gleichgewichtsstörungen, z. B. Probleme beim Transport auf Reisen (auch: Übelkeit).
- hat Probleme bei Klimawechsel, witterungsempfindlich.
- Verdauung wechselt zwischen Durchfall und Verstopfung.
- Der Körperbau wirkt nicht ausgeglichen.

☐ Das Tier kann sich schlecht konzentrieren (→ Agrimony, Chestnut Bud).
- lässt sich schnell ablenken.
- hat keine Ausdauer.

☐ Das Tier ist sprunghaft.
- unzuverlässig, unschlüssig, launenhaft.

☐ Das Tier ist hektisch (→ Impatiens).

☐ Das Tier hat Hautprobleme.
- leidet unter Juckreiz (→ Crab Apple, Impatiens).

☐ Meridian: Galle

Merken:
Es gibt mehrere Entscheidungsblüten.
Die Unterschiede:

- Scleranthus
  Wahl zwischen zwei Möglichkeiten (z. B. zwei Futtersorten zur Wahl stellen, um zu testen, was das Tier bevorzugt – kann sich nicht entscheiden). Scleranthus synchronisiert die rechte und linke Gehirnhälfte (Herz und Verstand).
- Wild Oat
  Wahl zwischen vielen Möglichkeiten (Hund: nimmt drei Spielzeuge zugleich in die Schnauze).
- Centaury
  mag nicht Nein sagen (das Tier macht mit, obwohl es nicht möchte).
- Cerato
  sucht fremden Rat, vertraut nicht der eigenen Intuition (das Tier blickt ständig zur Bezugsperson).

29. Star of Bethlehem

Das Tier hat entscheidende Erlebnisse nicht verarbeitet (körperliche/seelische Verletzung, Schock, Trauma).
Positive Entwicklung: Überwindung von Schockfolgen
Star of Bethlehem ist Hauptbestandteil der Rescue-Mischung und wirkt sofort stabilisierend.

☐ Das Tier wirkt traurig.
– kommt über einen Verlust nicht hinweg.
– versteht die Welt nicht mehr.
– lässt sich nicht trösten.
☐ Das Tier wirkt wie betäubt.
– schwankender Gang.
– nicht fähig, auf den Beinen zu stehen.
☐ gestörter Gehörsinn
☐ Sehstörungen
☐ einige Zeit nach einem Schock: Haarausfall
☐ Meridian: Dünndarm, Dreifach Erwärmer, Herz, Kreislauf-Sexus

30. Sweet Chestnut

Das Tier ist am Ende seiner seelischen Belastbarkeit (→ Gorse).
Positive Entwicklung: Lebens- und Überlebenskraft

☐ Das Tier wirkt verloren.
– kann nicht mehr ertragen.
– ist interesselos.
☐ Das Tier isoliert sich.
☐ Das Tier ist krank.
– gibt sich selbst auf.
– hat glanzlose Augen.
– hat keinen Appetit.
☐ Meridian: Dünndarm

31. Vervain

Das Tier ist übertrieben begeistert (→ Oak).
Positive Entwicklung: ruhiges Verhalten

☐ Das Tier ist überaktiv.
– impulsiv.
– verausgabt sich (→ Elm, Hornbeam, Oak, Olive).
– wird nicht müde.
– ist ein geborener Anführer (Alpha-Tier), der übertreibt.
☐ Das Tier ist nervös (→ Impatiens).
– unruhig.
– hat eine wunderliche Angewohnheit (einen „Tick").
☐ Das Tier hat Unarten, z. B. gelegentliches Schnappen.
☐ Das Tier verkrampft sich (→ Rock Water, White Chestnut).
– verkrampfte Muskeln.
– Kolik.
☐ Meridian: Dünndarm, Herz

32. Vine

Das Tier ist dominant bis herrschsüchtig.
Positive Entwicklung: natürliche Autorität

☐ Das Tier ist äußerst willensstark
– eigensinnig.
– verweigert den Gehorsam.

☐ Das Tier ist eine ungeeignete Führernatur (→ Vervain).
- herrschsüchtig.
- unterdrückt andere (→ Beech).
- tyrannisiert.
- Pascha.

☐ Das Tier ist ein Einzelgänger (→ Vervain, Water Violet, Wild Oat).
- hat keine Freunde, weil andere es nicht mögen.

☐ Meridian: Milz/Pankreas (Bauchspeicheldrüse)

33. Walnut

Das Tier ist bei Veränderungen anfällig.

Positive Entwicklung: Sicherheit in neuen Situationen

☐ Das Tier kann sich nicht eingewöhnen (→ Honeysuckle, Rock Water).
- hat eine neue Bezugsperson.
- ist in einer neuen Umgebung (Tierheim!).
- bekommt oder verliert Zähne.

☐ Das Tier bekommt Familienzuwachs.
- eigenen Nachwuchs (wichtig für Mutter und Jungtiere bei und nach der Geburt).
- neue Person im Haushalt.

☐ Das Tier verkraftet den Alterungsprozess schlecht.
- wird nicht mehr gebraucht (z. B. muss sich aus aktivem Sport zurückziehen).
- ist nicht mehr leistungsfähig.
- muss die Führerschaft einem jüngeren Tier überlassen (Rangordnung).
- fühlt sich benachteiligt (→ Larch).

☐ Meridian: Lunge, Dickdarm

34. Water Violet

Das Tier ist stolz und zurückgezogen.

Positive Entwicklung: Zulassen von Nähe, seelische Gesundheit

☐ Das Tier ist unnahbar (→ Larch, Mimulus).
- distanziert.
- zurückgezogen.
- reserviert, hält sich zurück.
- lässt sich nicht streicheln.

☐ Das Tier ist stolz.
- wirkt erhaben (Gesichtsausdruck, Gang).
- kann sich nicht anpassen.

☐ Das Tier ist ein Einzelgänger (→ Vervain, Vine, Wild Oat).
- am liebsten allein.
- hat Kontaktschwierigkeiten, lehnt andere ab.
- kommt nie mit Artgenossen in Konflikt

☐ Das Tier ist intelligent.

☐ Das Tier hat Gelenkprobleme, wirkt steif (→ Rock Water, Willow).

☐ Nackenprobleme

☐ Rückenprobleme

☐ Meridian: Kreislauf-Sexus

35. White Chestnut

Das Tier ist verkrampft und leidet an regelmäßig wiederkehrenden Krankheiten.

Positive Entwicklung: innere Ruhe und Klarheit

☐ Das Tier wirkt angespannt und verkrampft (→ Rock Water, Vervain).
- kann sich nicht entspannen (→ Oak).
- bleibt grundlos immer an derselben Stelle stehen und ist nicht bereit weiterzugehen (→ Chestnut Bud).
- hat nichts anderes mehr im Kopf als sein Fehlverhalten, z. B. Fellbeißen (→ Agrimony).

☐ Das Tier ist unkonzentriert (→ Chestnut Bud, Agrimony, Wild Oat).
- geistesabwesend, z. B. reagiert erst beim zweiten Rufen (→ Vine).
- hat kein Gespür für Gefahren.
- versteht nicht, was es tun soll.

☐ Das Tier leidet an wiederkehrenden Krankheiten (→ Chestnut Bud).
- hat z. B. von Zeit zu Zeit Abszesse, Hund: immer wieder verstopfte Analdrüsen.
- ist chronisch müde.
- hat abgeriebene Zähne durch „Wiederkäuen" von Problemen (ohne äußere Einwirkung z. B. durch Zerr- und Beißspielzeug).

☐ Meridian: Herz

36. Wild Oat

Das Tier ist ehrgeizig (→ Oak, Vervain) und vielseitig interessiert, auch im Sexualverhalten (→ Agrimony) – zur Klärung, wenn zu viele Blüten notwendig erscheinen

Positive Entwicklung: zielorientiertes Verhalten

☐ Das Tier ist sehr neugierig.
- hat keine Ausdauer.
- launisch.
- kurzfristig zu begeistern, verliert schnell das Interesse zugunsten von etwas anderem.
- kann sich schwer an einen einzelnen Menschen gewöhnen.

☐ Das Tier ist Einzelgänger (→ Vervain, Vine, Water Violet, Centaury).

☐ Das Tier frisst zu viel (→ Agrimony).

☐ Das Tier ist sexuell zu aktiv, z. B. Hund benutzt Menschenbeine als Sexualobjekte (→ Agrimony).

☐ Das Tier zeigt selbstzerstörerisches Verhalten, z. B. Nagen, Lecken, Fellbeißen, Federrupfen (→ Beech, Crab Apple, Holly, Mustard)

☐ Das Tier hat schlecht heilende Wunden, Prellungen etc. (→ Holly).

☐ Meridian: Milz/Pankreas (Bauchspeicheldrüse)

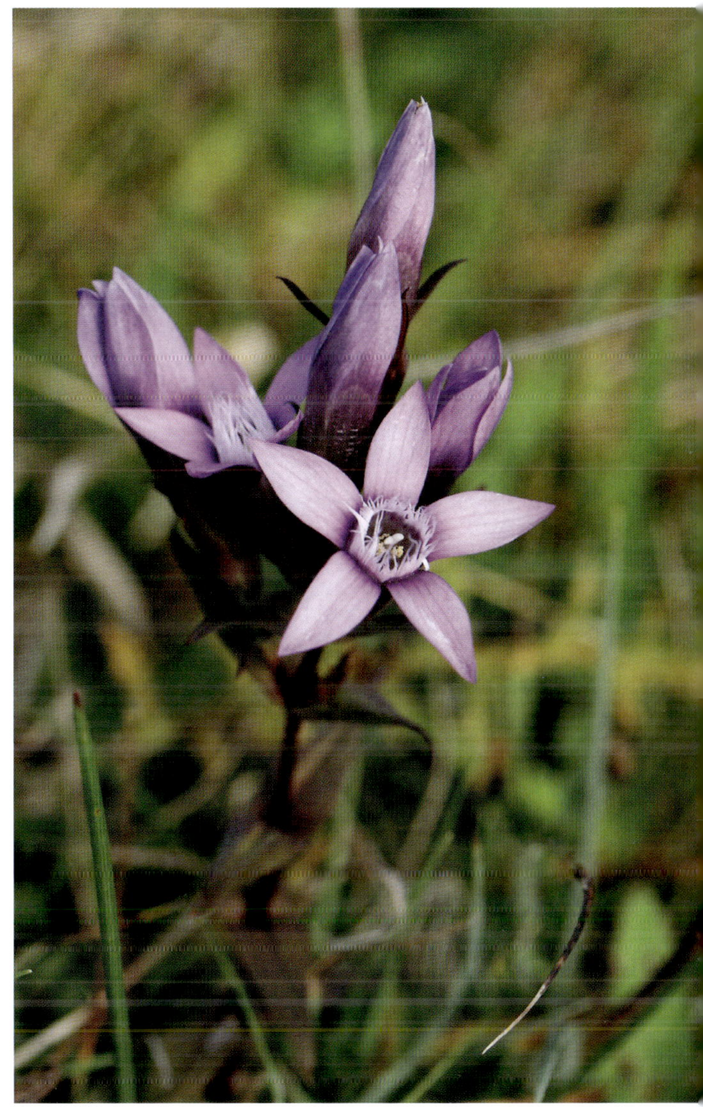

Gentian

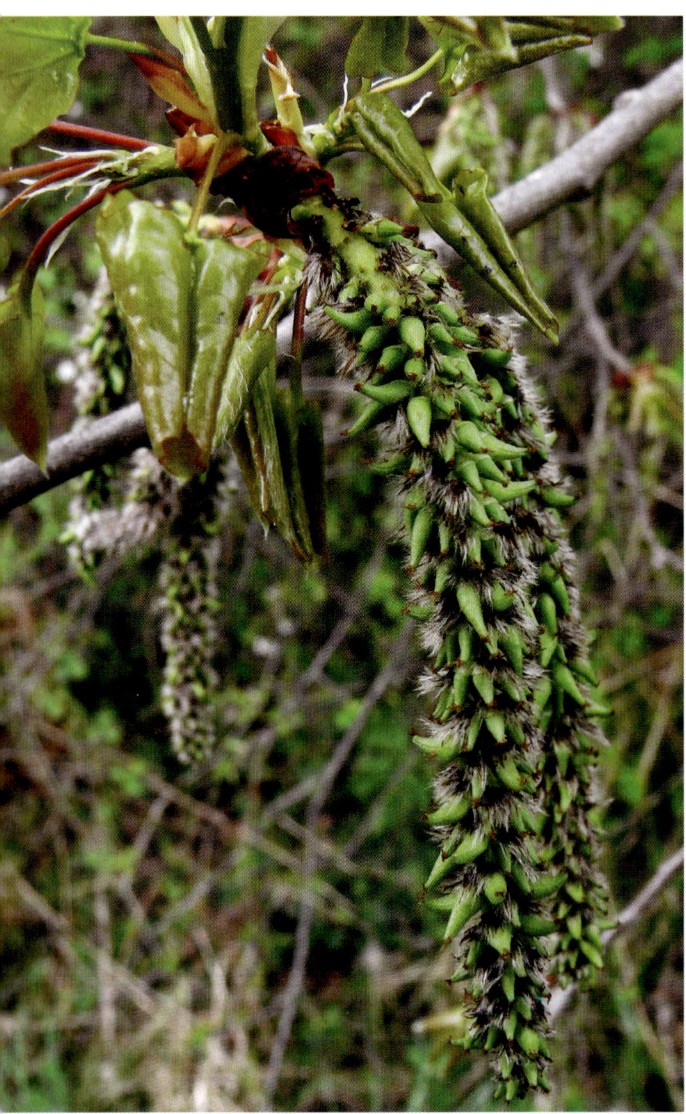
Aspen

37. Wild Rose

Das Tier ist teilnahmslos bis apathisch (→ Clematis, Mustard, Olive, Star of Bethlehem, Sweet Chestnut).
Positive Entwicklung: Lebensfreude, Vitalität, Abenteuerlust

☐ Das Tier ist zu nichts zu aktivieren.
- teilnahmslos.
- apathisch, auch sexuell.
- blickt stumpf und leer.
- zeigt an nichts Interesse („Null Bock"-Verhalten).
- Das Tier ist schnell erschöpft (→ Elm, Hornbeam, Oak, Olive, Vervain).
- schwächlich von Geburt an (→ Centaury).
- schläft viel.
- stark erschöpft nach Anstrengung.
- langsam in seinen Bewegungen.

☐ Das Tier ist chronisch krank (→ Gorse, Olive).
☐ Meridian: Magen

38. Willow

Das Tier ist im Umgang unverträglich, mürrisch.
Positive Entwicklung: friedlicher, freundlicher Umgang mit Menschen und Artgenossen

☐ Das Tier ist oft schlecht gelaunt (→ Gentian).
- misstrauisch.
- fühlt sich schnell angegriffen.
- reagiert beleidigt.

☐ Das Tier ist boshaft (→ Holly, Cherry Plum, Beech, Vine).
- giftet andere an (nicht als Verteidigungsreaktion).
- lehnt sich gegen alles auf, rebelliert (→ Vine).
- knurrt oder brummt vor sich hin.

☐ Altersstarrsinn
☐ Rheuma (→ Rock Water, Water Violet)
☐ Das Tier wurde schlecht behandelt (→ Pine).
☐ Meridian: Magen

39. Rescue Remedy

Das Notfallmittel Rescue Remedy, von Dr. Edward Bach auch „Erste-Hilfe-Tropfen" genannt, ist eine Kombination der fünf Blütenessenzen Cherry Plum, Clematis, Impatiens, Rock Rose, Star of Bethlehem. Es hat sich weltweit bewährt

- als Sofortmaßnahme zur Stabilisierung des körperlichen und seelischen Gleichgewichts.
- in Stress- und Notsituationen.
- als Entscheidungshilfe zum Leben oder Sterben („Loslassen") + Gorse, von Tier und Halter einzunehmen.

Positive Entwicklung: Überwindung körperlicher und seelischer Notzustände

Die Einnahme kann Kettenreaktionen auf Körperebene innerhalb kürzester Zeit verhindern.

Einsatz von Rescue Remedy:

Ein Vorratsfläschchen Rescue Remedy sollte man immer parat haben, auch im Auto (Unfall!) und im Urlaub.

☐ Das Tier ist verletzt oder krank.
- Unfall.
- Vergiftung (+ Crab Apple).
- Prellung.
- Verbrennung.
- Abszess.
- Insektenstich.
- Sturz.
- Schmerzen.
- Erbrechen/Würgeversuche ohne erkennbare Ursache (bei Magendrehung sofort zum Tierarzt!).
- Hitzschlag.
- Kolik (Tierarzt!).
- vor, während und nach einer Behandlung durch den Tierarzt/ Operation.

☐ Das Tier hat Angst.
- hat sich erschrocken (Gewitter, Feuerwerk usw.).
- hat eine Phobie.
- beim Tierarzt.

☐ Das Tier ist stark angespannt.
- übertrieben kampfbereit.
- vor einer Prüfung.
- Geburt (Mutter und Junge).

☐ Das Tier hat einen Schock.
- Unfall, Verletzung.
- allergische Reaktion.
- ist unkontrolliert.
- Verlust einer Bezugsperson oder eines tierischen Kameraden.

☐ Das Tier ist apathisch bis bewusstlos.
- depressiv.
- Probleme während einer Narkose.

☐ Das Tier ist sehr krank oder liegt im Sterben.
- statt Einschläfern, zusammen mit Gorse (keine Sterbehilfe, sondern Entscheidungshilfe!).
- vor dem Einschläfern (falls unumgänglich), um dem Tier das „Loslassen" zu erleichtern, möglichst + Gorse, von Mensch und Tier einzunehmen.

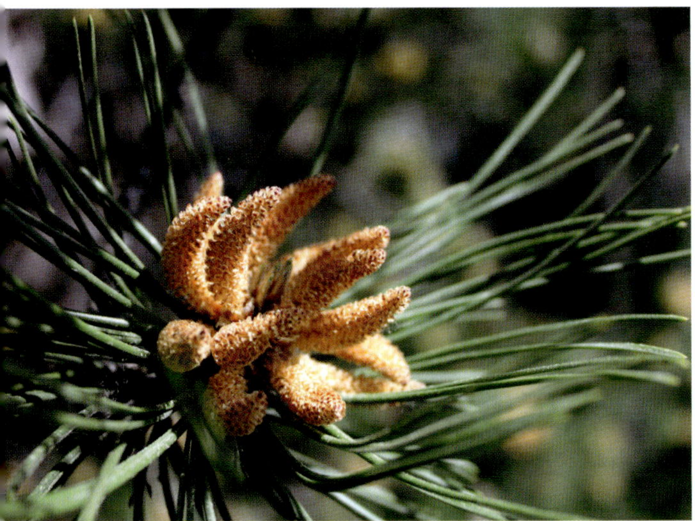

Pine

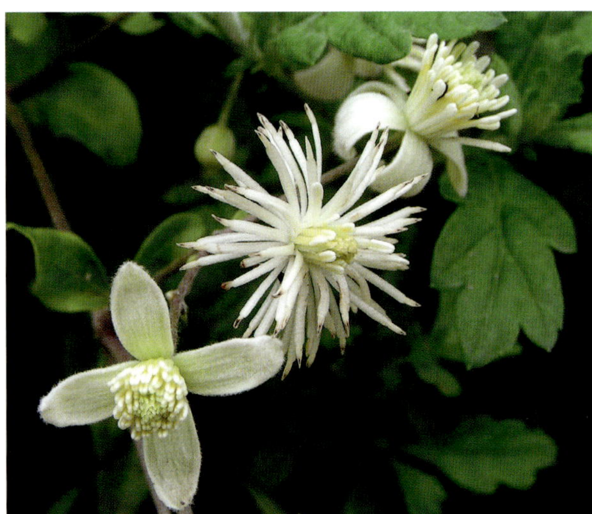

Clematis

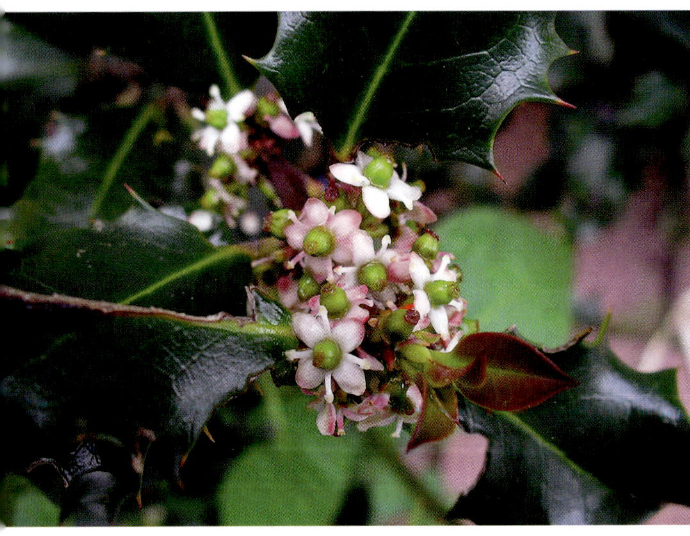

Holly

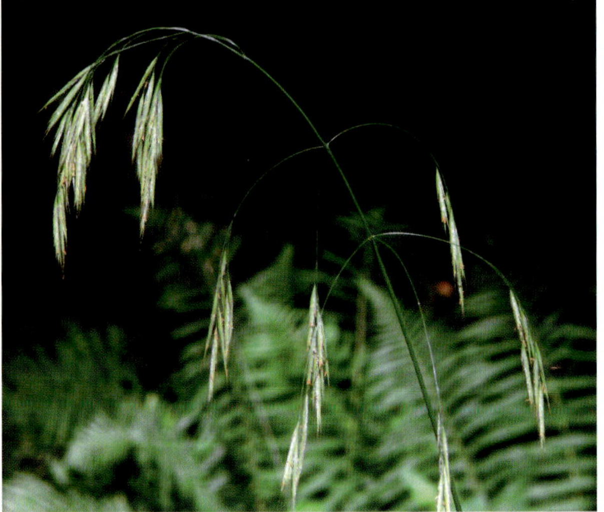

Wild Oat

Auswertungsübersicht

Tragen Sie hier bitte ein, wie viele Kästchen Sie bei den betreffenden Blüten angekreuzt haben. Je höher die Zahl, desto eher braucht das Tier die Blüte.

Blüte	1	2	3	4	5	Notizen
Agrimony						
Aspen						
Beech						
Centaury						
Cerato						
Cherry Plum						
Chestnut Bud						
Chicory						
Clematis						
Crab Apple						
Elm						
Gentian						
Gorse						
Heather						
Holly						
Honeysuckle						
Hornbeam						
Impatiens						
Larch						
Mimulus						

Blüte	1	2	3	4	5	Notizen
Mustard						
Oak						
Olive						
Pine						
Red Chestnut						
Rock Rose						
Rock Water						
Scleranthus						
Star of Bethlehem						
Sweet Chestnut						
Vervain						
Vine						
Walnut						
Water Violet						
White Chestnut						
Wild Oat						
Wild Rose						
Willow						
Rescue Remedy						

Tieren sollte man nicht mehr als drei Blüten in einer Mischung geben, sonst verliert man als Laie den Überblick bei verändertem Verhalten.

Bei sehr vielen Übereinstimmungen hilft Wild Oat, problematische Verhaltensweisen deutlich hervorzuheben und so das am dringendsten benötigte Mittel zu finden (vgl. „Wie findet man die richtigen Blüten?", Seite 19).

Übungen mit Stichworten
für Tiere und Menschen

Es gibt eine Menge Stichworte, die auf einzelne Blüten hinweisen und die erfahrenen Behandlern in Fleisch und Blut übergegangen sind. Bei Tieren muss man ein wenig „um die Ecke denken". Nicht alles, was Menschen tun, tun auch Tiere (z. B. 5/Cerato: um Rat fragen = fragender Blick bei Tieren). Einige Beispiele zum Lernen:

1/Agrimony	Harmonie, Konfrontation, trauriger Clown, Kummer, Sucht als Ablenkung
2/Aspen	zittert wie Espenlaub, belastende Vorahnungen, wetterfühlig
3/Beech	Intoleranz, Kritik, Besserwisser, aufgeblasen (breiter Oberkörper)
4/Centaury	unterwürfig, gefallen wollen, nicht Nein sagen
5/Cerato	Intuition, Instinkt, um Rat fragen
6/Cherry Plum	ausrasten, durchdrehen, innerer Druck
7/Chestnut Bud	Chaot, schusselig, lernen, Wahrnehmung, unregelmäßige Wiederholung
8/Chicory	Taktik, Manipulation, Bedingung, Trick, Betrug, Diplomatie, sich bereichern, Vorwurf, beleidigt
9/Clematis	Tagträumer, geistesabwesend, Sehnsucht nach der Zukunft
10/Crab Apple	unsauber, Haut, entgiften, entschlacken, Keime, Ekel
11/Elm	Stress, plötzlich überfordert
12/Gentian	Pessimist, misstrauisch, Pechvogel, Depression mit Ursache, Glaube, Vertrauen
13/Gorse	hoffnungslos, Schatten seiner selbst
14/Heather	ewiges Kind, anhänglich, festhalten, viel reden
15/Holly	böse, fluchen, Kampf, Aggression, Wut, Hass, Zorn, Neid, Eifersucht, Streit, Schadenfreude, Krieg
16/Honeysuckle	Sehnsucht nach der Vergangenheit, Trauer, Verlust
17/Hornbeam	durchhalten, Morgenmuffel, langweilig, Stopp
18/Impatiens	Ungeduld, Hektik, schnell, voreilig
19/Larch	Selbstvertrauen, minderwertig, Hemmungen
20/Mimulus	konkrete Angst, empfindlich
21/Mustard	Depression ohne Ursache, düster, Sonne fehlt
22/Oak	unermüdlicher Kämpfer, Stehaufmännchen, entspannen
23/Olive	erschöpft, schlafen
24/Pine	Schuld, Gewissen, Moral, Entschuldigung, peinlich, „Sorry!"
25/Red Chestnut	Sorge, Glucke, ermahnen

26/Rock Rose	Panik, Todesangst, außer sich (Seele verlässt Körper), Dauerstress
27/Rock Water	starr, Prinzipien, immer so gemacht, spielt nicht
28/Scleranthus	Gleichgewicht, Wahl aus zwei Möglichkeiten
29/Star of Bethlehem	Trauma, Schock
30/Sweet Chestnut	tiefes Loch, nicht mehr ertragen, Phönix aus der Asche
31/Vervain	Engagement, missionieren, gerecht, souverän, geborener Anführer
32/Vine	dominant, Tyrann, untauglicher Anführer
33/Walnut	Neues, Schwellenangst, Lebensabschnitt, beeinflussbar
34/Water Violet	stolz, unnahbar, sich selbst genug
35/White Chestnut	Gedanken kreisen, periodische Wiederholung
36/Wild Oat	roter Faden, Lebensaufgabe, Wahl aus vielen Möglichkeiten, Sucht als Kick
37/Wild Rose	Apathie, keine Lust, lebensmüde
38/Willow	Grantler, Groll, Opfer des Schicksals, unfreundlich

Lernen Sie diese Stichworte. Dann werden Sie mit der Zeit – wenn das Bild einer Blüte für Sie „rund" wird – intuitiv verstehen, wie die Essenzen wirken, und kaum noch in unserem folgenden Symptom-ABC nachschlagen müssen. Nehmen Sie sich am besten eine Blüte nach der anderen vor. Wenn Sie im Alltag Ihren Fokus darauf richten, werden Sie schnell weiterkommen. Bleiben Sie dran! Es ist spannend, bringt viele Aha-Erlebnisse und lohnt sich.

Eine ausführliche Stichwortliste, mit der Sie weiter üben können, finden Sie auf unserer Website
www.bach-blumenwiese.de
unter „Erfahrungswissen/Übungen".

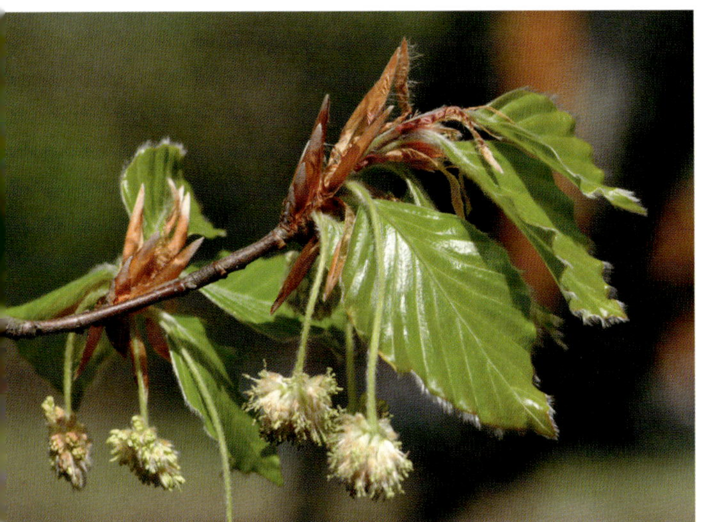

Beech

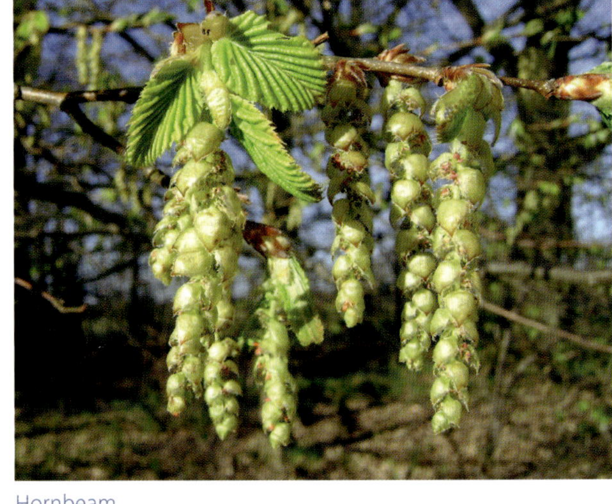

Hornbeam

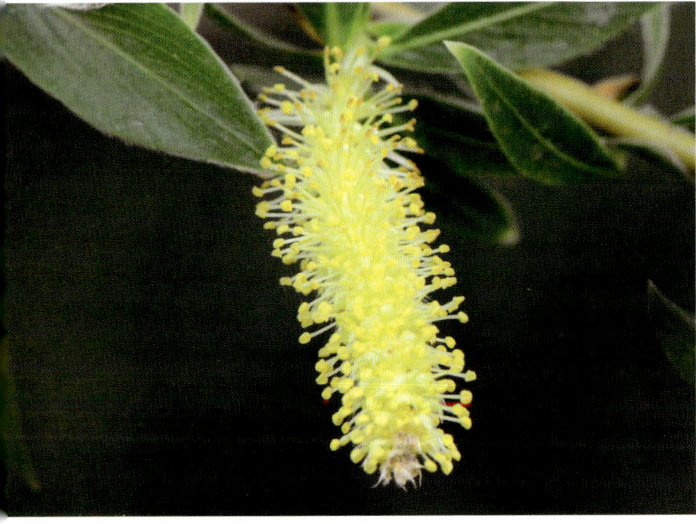

Willow

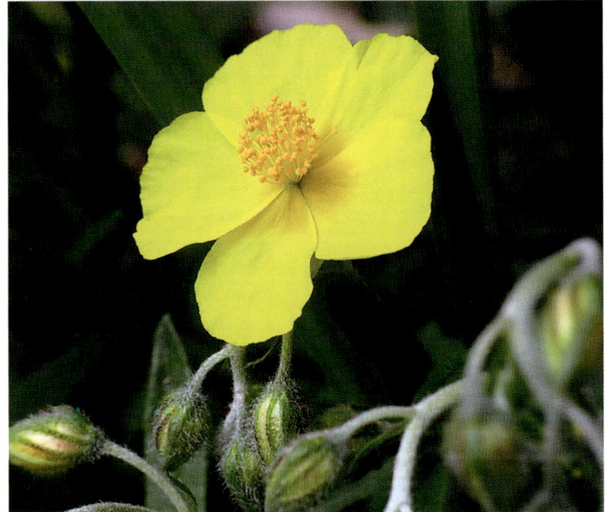

Rock Rose

ABC der Verhaltensweisen und Erkrankungen

In der nachfolgenden Übersicht können Sie die benötigte(n) Blüte(n) ausfindig machen. Das ABC ist eine praxisorientierte Sammlung von Erkenntnissen möglicher Ursachen und Hintergründe für das Verhalten, das zu Erkrankungen und psychischen Störungen führen kann. Es erhebt keinen Anspruch auf Vollständigkeit. Dr. Bach hat stets das Verhalten als wichtigsten Ansatzpunkt betrachtet. Das sollten Sie ebenfalls tun.
Sind mehr als drei Essenzen angegeben, wählen Sie bitte gezielt aus, indem Sie das charakteristische Verhalten Ihres Tieres mit den vorstehenden „Charakterbildern" vergleichen oder mittels Wild Oat nach der richtigen Blüte suchen, wie auf Seite 19 empfohlen.
Übrigens: Die Empfehlungen gelten für Menschen ebenso. Wenn Sie in dieser speziell für Tiere erstellten Liste auch einige menschliche Probleme nicht finden werden, so können Sie überlegen, wo es im Tierreich Parallelen gibt:

Rauchen abgewöhnen, Alkoholismus, Drogen → Fressverhalten/Sucht
Schwangerschaft → Trächtigkeit
Esoterik → Vorahnungen, Tod
Zynismus → Stolz, Überheblichkeit
Burnout → Erschöpfung
usw.

Zu einigen Stichworten werden Sie auch Hinweise finden, welche Bach-Blüten Ihnen als Bezugsperson des verhaltensauffälligen bzw. kranken Tieres helfen können, die Situation zu verbessern.
Gelegentlich weisen wir auch auf bewährte ergänzende Behandlungsmöglichkeiten hin, z. B. aus der Pflanzenheilkunde.

ABC der Verhaltensweisen und Erkankungen	benötigte Bach-Blüten
A	
Abenteuerlust	
sucht ständig neue Abenteuer	Chestnut Bud, Wild Oat
stürzt sich ins Abenteuer	Cherry Plum
sucht die Gefahr, suchtartig	Agrimony
kann nicht ruhig sein, sucht Nervenkitzel	Rock Rose
Risikobereitschaft fehlt völlig	Larch
abfinden	
akzeptiert die Situation nicht, sehnt sich zurück	Walnut, Honeysuckle
jammert und klagt nicht mehr über seinen schlimmen Zustand, hat sich abgefunden, resigniert	Wild Rose

ABC der Verhaltensweisen und Erkankungen	benötigte Bach-Blüten
Abgabetier → Tierheim	
abgeschlafft	
durch Haltungsfehler, Über-/Unterforderung	Agrimony, Oak, Centaury, Vervain
Konflikt mit Tierhalter	Agrimony
antriebsarm → Erschöpfung, Apathie, gutmütig	Hornbeam, Clematis
abgrenzen	
soll sich nicht überfordern lassen, eigene Bedürfnisse zulassen	Centaury, Walnut
abhängig	
zu sehr vom Tierhalter abhängig	Cerato, Chestnut Bud, Centaury, Red Chestnut
zu wenig Selbstvertrauen nach Handaufzucht	Cerato, Larch, Centaury, Mimulus
kann nicht allein bleiben → allein sein	
ablenkbar	
schnell, besonders bei jungen Tieren (einsam, traurig)	Agrimony
ist oberflächlich	Chestnut Bud
kann sich nicht entscheiden (mal so, mal so)	Scleranthus
abnabeln	
im übertragenen Sinn: sich von etwas lösen	Walnut
für den, der überfürsorglich zurückbleibt	Red Chestnut
→ Nabel, Geburt	
abnehmen (Gewicht)	
Fresssucht	Agrimony, Cherry Plum, Centaury
fressen als Ersatz (Suche nach Erfreulichem, z. B. aus Frust, nach Kastration)	Honeysuckle, Holly, Heather
Gewichtsschwankungen	Scleranthus, Walnut
Fresssucht durch inneren Druck	Wild Rose, Cherry Plum
bisher vergeblich versucht (Blockade)	Star of Bethlehem
magert ab	
macht einen schuldbeladenen Eindruck	Pine
andere Ursachen vom Tierarzt klären lassen, z. B. Wurmbefall, organische Probleme, Schilddrüsen-Unterfunktion (Lethargie, Haut- und Haarverschlechterung) → Schilddrüse	
Absonderungen	
Reinigung, Keime ausschwemmen	Crab Apple
Wundsekret	Crab Apple in abgekochtem Wasser an den Wundrand

ABC der Verhaltensweisen und Erkankungen	benötigte Bach-Blüten
eitrig, bei Entzündung	Crab Apple, Holly in abgekochtem Wasser an den Wundrand
Augen → Bindehautentzündung	
Vorhautkatarrh (Absonderungen aus dem Penis)	Crab Apple Die Verdünnung wird direkt auf die Austrittsstelle gegeben (1–2 Anwendungen reichen meistens). Ein paar Tage die Tropfen auch innerlich verabreichen. Spülungen werden dadurch fast immer überflüssig. Vorher kontrollieren, ob ein Fremdkörper die Ursache ist.
Abstand gewinnen	
innere Ruhe fehlt	White Chestnut, Impatiens, Oak, Vervain
von Vergangenem → Traurigkeit, Verlust, Tod	
Abszess → Hauterkrankungen	
Abwehrschwäche	
Ansteckung vermeiden	Walnut
zur Entschlackung, als Frühjahrskur	Centaury, Chicory, Clematis, Crab Apple
zur Stärkung, je nach Charakter:	
allgemein	Larch
bei fehlendem Selbstbewusstsein	Centaury, Larch
bei willensschwachem Tier	Centaury
bei verträumtem Tier	Clematis
bei putzsüchtigem Tier und zum Ausscheiden von Erregern	Crab Apple
bei sich taktisch verhaltendem Tier	Chicory
bei hoffnungslosem Augenausdruck	Gorse
zur Stärkung nach Krankheit	Olive, notfalls Rescue
→ Allergie, Immunschwäche	
Addison, Morbus	
ausgelöst durch Stress	Elm
Fehlfunktion der Nebennierenrinde	Mimulus, Heather, Mustard
kümmert sich nicht mehr um sich selbst	Clematis, Gorse, Sweet Chestnut, Wild Rose

ABC der Verhaltensweisen und Erkankungen	benötigte Bach-Blüten
will Aufmerksamkeit	Heather, Chicory
wütend	Holly
akute Schilddrüsenbeschwerden	Star of Bethlehem, Cherry Plum, Agrimony, Rock Rose
akute Bauchspeicheldrüsen-Beschwerden	Gorse, Wild Oat, Vine, Cerato
bei gestörter Resorption von Magnesium	Magnesium phosphoricum D6 (Kleintiere wie Hund, Katze: mehrmals täglich 1 Tablette, möglichst in warmem Wasser, in regelmäßigen Abständen)
→ Schilddrüse, Autoimmunerkrankung	Die ganzheitliche Fachliteratur bezeichnet Morbus Addison als bedenkliche emotionale Unterernährung. Evtl. gibt es einen Zusammenhang mit zu viel Vitamin A und zu wenig Vitamin C im Futter.
Aggression	
als überschießende Reaktion	Cherry Plum
aufgestaute, nicht abgebaute Energie	Cherry Plum (mehr spielen, mehr Bewegung!)
überaggressiv durch Überzüchtung („Kampfhund“)	Cherry Plum, Beech
hormonbedingt gegen gleichgeschlechtliche Artgenossen	Cherry Plum, Vine, Agrimony
Erregungsstau, z. B. Katze kratzt und beißt nach dem Streicheln	Cherry Plum
angriffslustig, kampfbereit	Beech, Holly, Vine
erbarmungslos, dreht durch, Kurzschlusshandlung	Cherry Plum
Gewalttätigkeit	Cherry Plum, Impatiens, Vervain, Holly, Vine
Katze: verlangt Streicheleinheiten durch Beißen und Tatzenhiebe	Heather
Katze: verteidigt ihre Stammplätze gegen Zweittier	normal, jede Katze braucht einen eigenen Schlaf-, Futter-, Putz-, Toilettenplatz
unkontrolliert, grundlos, plötzliche Angriffslust, wütend, bösartig, grausam	Holly
verteidigt Stammplätze (Futter-, Schlaf-, Aussichtsplatz, Katzentoilette) zu heftig gegen Mitbewohner und Besucher	Beech, Holly, Vine
fehlende innere Balance	Scleranthus
will seinen Willen durchsetzen	Vine

ABC der Verhaltensweisen und Erkankungen	benötigte Bach-Blüten
bei ständiger Unterdrückung	Cherry Plum, Crab Apple
aus Ungeduld	Impatiens
misstrauisch, fühlt sich nach schlechten Erfahrungen schnell bedroht	Willow, Star of Bethlehem
aus Angst	Aspen, Mimulus
aus Panik (versucht zu fliehen, legt die Ohren an, läuft geduckt, hat keine Flucht-möglichkeit)	Rock Rose, Pine
kennt keine Aggression (Desinteresse)	Clematis
gegen sich selbst, Groll (→ Rheuma, Krebs, Rupfen)	Willow
→ Gefühlsausbrüche, Eifersucht, Zorn	Futterzusammensetzung beachten!

Merken:
Aggression ist nicht gleich Aggression.
Die Unterschiede:

- Holly
  grundsätzlich unverträglich, eifersüchtig, neidisch, wütend.
  Das Tier hat oft Fieber und/oder Entzündungen oder Krankheiten, die als heftig, aggressiv empfunden werden.
- Beech
  intolerant, duldet keine Konkurrenten im Revier.
  Beech-Charaktere leiden an Allergien, Futterunverträglichkeiten, Autoimmunerkrankungen (Formen von Intoleranz).
- Vine
  körperliche Überlegenheit, unterdrückt Schwächere, ist bei Stärkeren eher feige.
  Typische Erkrankung: der alles vernichtende Krebs.
- Cherry Plum
  dreht bei Aggression durch, macht innerem Druck Luft, hat sich nicht unter Kontrolle und kann nicht gebremst werden.
  Erkrankungen gehen auf inneren Druck zurück, dem nicht länger standgehalten werden kann, z. B. Blasenschwäche (sofern sie nicht andere Ursachen hat), Druckkopfschmerz (macht „rasend"), Durchfall (auch hier: andere Ursachen möglich).

Ahnung	
Vorahnungen	Aspen
→ Wahrnehmungsvermögen	
aktiv	
bisher ruhiges Tier wird plötzlich überaktiv	Wild Rose
kann im Alter nicht mehr aktiv sein, grollt	Honeysuckle, Oak, Willow
ist nicht aktiv	
resigniert, kein Ziel, keine Freude	Wild Rose
verträumt, träge, nicht wach	Clematis

ABC der Verhaltensweisen und Erkankungen	benötigte Bach-Blüten
hyperaktiv	
unausgeglichen	Wild Oat, Scleranthus, Impatiens
überdreht	Cherry Plum
Schauspielerei, innere Spannung	Agrimony, Vervain
wendet Taktiken an	Chicory
→ Ausdauer	
allein sein	
mag nicht allein bleiben	Agrimony, Chicory, Heather
ruft laut nach Zuwendung (Hund bellt dauerhaft)	Agrimony, Aspen
kann nicht	
aus Angst (auch nachts)	Aspen, Mimulus, Cherry Plum
weil abhängig vom Tierhalter, jammert	Cerato, Red Chestnut, Chestnut Bud
jammert aus Protest	Chicory, Heather
Heimweh im Urlaub (Tierpension)	Cerato, Honeysuckle, Walnut
braucht ständig Beachtung	Heather
wendet Tricks an, um nicht allein bleiben zu müssen (→ Zerstörungswut, Tyrann)	Chicory
möchte allein sein	
weil Einzelgänger	Water Violet, Vervain
weil Artgenossen das Tier unterdrücken	Centaury
→ Apathie	
Allergie	
heftige Reaktion gegen sich selbst (→ Immunsystem), Lebensangst	Rescue, Beech, Mimulus, Holly, Willow (als Grundtherapie)
Erreger beseitigen (z. B. Schnupfensekret)	Crab Apple
Reaktion schnell und heftig (z. B. allergischer Schnupfen)	Holly
Juckreiz	Impatiens, Holly
bei nicht artgerechter Haltung	Mustard
allergischer Schock, z. B. nach Insektenstich	Rock Rose
angespannte Situation durch Panik	Rock Rose
nach einschneidenden Erlebnissen	Star of Bethlehem
wirkt instabil, irritierte Gefühle	Scleranthus
zur inneren Stärkung	Hornbeam, Olive

ABC der Verhaltensweisen und Erkankungen	benötigte Bach-Blüten
Selbstvertrauen stärken	Larch
gegen die Angst, innere Stresssituation meistern	Mimulus, Walnut
Asthma-Schub	Rescue, Scleranthus, Cherry Plum, Holly, Mimulus
Allergie des Menschen gegen Tierhaare, Katzenspeichel etc.	auf dieselbe Weise behandeln
allergischer Schnupfen (hat die „Nase voll" von etwas, Ursache?)	Agrimony, Aspen, Crab Apple, Walnut
Bei Allergien (Schnupfen, Ekzeme) findet oft eine Entwicklung zum Asthma statt. Dies muss – mit dem akuten Symptom beginnend – aufgearbeitet werden. Dabei kommt es in einer Rückwärtsentwicklung zu den vorherigen Symptomen des Schnupfens bzw. der Hauterkrankung.	
Nahrungsmittel-Allergie → Dünndarm	
→ Juckreiz, Hauterkrankungen, Asthma	
Alpha-Tier → Führungspersönlichkeit, Dominanz, Einzelgänger	
Altersbeschwerden	
frühzeitig, desinteressiert an Kontakten	Cerato
zur Herzstärkung, bei abgenutzten Gelenken	Olive, Holly, Willow, Hornbeam, Heather
müde, aber fit	Oak
Altersstarrsinn	Willow
Lebensende: eingefallene Schläfen (Todesnähe) → Sterbehilfe	Gorse + Schüßler-Salz Nr. 5
grollt, weil aktives Leben wegen Erkrankungen nicht mehr möglich	Willow, Oak
Lethargie, Übergewicht, Haut- und Haarverschlechterung → Schilddrüse	
→ Apathie	
Amputation	
Abtrennen von Gliedmaßen, Entfernen von Krallen, Kupieren, Kastration	Rescue, Rescue Cream, Holly, Walnut, Honeysuckle
Analdrüsen	
verstopft	Crab Apple
entzündet	Crab Apple, Holly, zum Tierarzt (Gefahr eines Durchbruchs)
immer wieder verstopft	Chestnut Bud, White Chestnut, möglichst selten ausdrücken, Futter umstellen (Ziel: mittelfester Kot, dadurch natürliche Entleerung der Drüsen)

ABC der Verhaltensweisen und Erkankungen	benötigte Bach-Blüten
Anerkennung	
Verlangen danach	Larch, Heather
will Anerkennung, ist daher besonders gutmütig, lieb	Centaury
Anfälligkeit	
durch Erschöpfung	Olive
Schutz vor Ansteckung	Walnut
krankheitsanfällig, parasitenanfällig	Centaury, Crab Apple, Clematis
weil innerlich kapituliert	Wild Rose
Angriff → Aggression	
Angst	Rescue
Schrecksituation überwinden	Rescue
schreckhaft, zittert	Aspen
unbestimmt, kann nicht benannt werden, kein ersichtlicher Grund, allgemein ängstlich	Aspen
nachts ängstlich	Aspen
unbegründet, z. B. vor Dunkelheit	Aspen
schläft abends schlecht ein, Angstträume	Aspen
Schreck durch Alltagsgeräusche	Aspen, Mimulus, Pine, Rock Rose
hat sich festgesetzt durch Zwang (das Tier muss etwas tun, obwohl es Angst hat)	Aspen, Pine
kann aus Angst nicht allein sein	Aspen
bei fremden Situationen	Aspen
generell gegenüber anderen Tieren	Aspen
schmiegt sich ängstlich an den Menschen	Aspen, Cerato
vor bestimmten Dingen (bestimmte Geräusche, Gegenstände, Menschen, Tiere, Fellpflege usw.)	Mimulus
vor Verlust jeder Art	Mimulus
vor dem Unbekannten, das folgt	Mimulus
vor dem Tierarzt	Mimulus
viele kleine Ängste, Lebensangst, empfindlich	Mimulus
vor Schmerzen	Mimulus
bei Krankheit	Mimulus, Walnut
als überschießende Reaktion	Cherry Plum, Rock Rose

ABC der Verhaltensweisen und Erkankungen	benötigte Bach-Blüten
überängstlich, weil überzüchtet	Cherry Plum
nach heftigem Schreck	Rock Rose
nachts unsauber, meldet sich aus Angst nicht	Cherry Plum, Pine, Larch
bellt, jault, wimmert vor Angst	Aspen, Mimulus, Agrimony
Panik, Schock, extreme Angst, Todesangst	Rock Rose, Star of Bethlehem
permanent ängstlich, da viel durchgemacht	Sweet Chestnut
extreme innere Unruhe, Beklemmung	Sweet Chestnut
in Hoffnungslosigkeit übergegangen, Lebenswille erloschen	Wild Rose
Tier verschwindet in seiner geschützten Zufluchtsecke	Aspen, Rock Rose, Pine
starr vor Schreck, Panik	Rock Rose
zu anhänglich, fehlendes Selbstvertrauen	Cerato
Erwartungsangst, etwas nicht zu schaffen	Elm
sich etwas zuzutrauen, innere Orientierungslosigkeit	Larch
vor Ablehnung	Larch
vor ungewohnten Situationen	Larch, Walnut
zeigt weder Angst noch Aggression (Desinteresse)	Clematis
um andere → Sorge	
→ Phobie, Hemmungen, Scheu, Kontaktschwierigkeiten, Aggression	
Manche Tiere werden durch langes Stirnhaar ängstlich, weil sie nicht richtig erkennen, was auf sie zu kommt. Auch Zwangserziehung macht ängstlich oder ängstlich-aggressiv.	
Angstbeißer	Aspen, Mimulus, Holly, Scleranthus, Cherry Plum
Stress, fühlt sich in die Enge getrieben	Rock Rose, Star of Bethlehem
will niemanden an sich heranlassen, stolz	Water Violet
anhänglich → liebebedürftig, Selbstvertrauen, allein sein	
Anlehnung	
schmusebedürftig, „ewiges Kind"	Heather
hält innerlich an etwas fest, Tagträumer	Clematis, Honeysuckle
Anpassungsschwierigkeiten	
an Menschen und Tiere	Beech, Larch
nach Besitzerwechsel, Tierheim	Honeysuckle, Walnut
nach Wohnungswechsel	Walnut

ABC der Verhaltensweisen und Erkankungen	benötigte Bach-Blüten
spielt nicht mit Artgenossen	Centaury, Water Violet
winselt, jault, jammert	Heather
überschießende Reaktion vermeiden	Cherry Plum
soll sich zunächst mit den gegebenen Umständen zurechtfinden, z. B. wenig Auslauf	Cherry Plum (Umstände ändern!)
muss sich gegen den eigenen Willen anpassen, innerlich verkrampft	Centaury, Agrimony, Cherry Plum
an Zweittier gewöhnen	Vine, Holly für beide Tiere
Anspannung	
innere Verkrampfung, Erwartungshaltung, Verstopfung	Agrimony, Cherry Plum
keine Kontrolle über sich, Gefühlsüberschuss	Cherry Plum
lässt seinen Gefühlen nicht freien Lauf	Cherry Plum
Gewalttätigkeit	Cherry Plum
zuchtbedingt (zittert)	Cherry Plum, Beech
weil intolerant	Beech
weil ungeduldig, immer in Eile	Impatiens
weil allgemein ängstlich, empfindlich	Mimulus
weil zu eifrig, zu arbeitsam, verbissen	Oak
weil die Entspannung fehlt	Rock Water, Oak
aus Raubbau mit den eigenen Kräften	Vervain
aus Dominanzanspruch	Vine
durch Schuldgefühle	Pine
→ Nervosität, Unruhe, Krampf, Stress	
Ansteckung	
vermeiden	Walnut
Erreger beseitigen	Crab Apple
Antibiotika	
Reste ausleiten nach Therapie	Crab Apple
→ Immunsystem	
Merken: Crab Apple kann weitreichender wirken als ein Antibiotikum: bei Bakterien, Viren, Pilzen, Parasiten und Giftstoffen.	
Antriebsschwäche	
energielos, müde, lustlos, passiv, schlapp, kein Schwung	Hornbeam, Wild Rose
→ Erschöpfung, Apathie	

ABC der Verhaltensweisen und Erkankungen	benötigte Bach-Blüten
Apathie	
innere Ausweglosigkeit	Sweet Chestnut
teilnahmslos, kein Interesse am Leben	Clematis
zur Aktivierung bei Krankheit	Clematis
träge, döst nur vor sich hin	Clematis
nach Todesfall (→ Tod)	Star of Bethlehem
mutlos	Gorse, Gentian
verzweifelt, will auch sterben	Sweet Chestnut, Clematis
nach Trennung	Gorse
nach aktivem Leben	Gorse, Oak
bei Überlastung, im Alter	Hornbeam
lässt alles mit sich geschehen, resigniert	Wild Rose, Olive
alles scheint hoffnungslos	Gorse, Sweet Chestnut, Wild Rose, Wild Oat
hat zu nichts Lust, ist langsam	Wild Rose, Gentian
gleichgültig, vegetiert dahin	Wild Rose
nach schwerer Krankheit, bei Erschöpfung	Olive
in neuer Umgebung, Sehnsucht nach früher	Honeysuckle
Lethargie, Übergewicht, Haut- und Haarverschlechterung (auch als Alterssymptome) → Schilddrüse → Depression, Arthritis, Leber, Herz	Tierarzt! Apathie kann ein Anzeichen für ernste Krankheit sein.
Appetitlosigkeit	
zur allgemeinen Stärkung	Olive
bei Erschöpfung	Olive, Walnut
bei Krankheit zur schnelleren Genesung	Olive, Wild Oat
bei fehlender innerer Energie, Krankheit	Wild Rose
bei Katzenschnupfen	Rescue, Aspen, Agrimony, Crab Apple, Olive
will nicht fressen	
aus Protest	Beech
weil verträumt, fehlende Energie	Clematis
weil zu verwöhnt, wählerisch	Heather, Crab Apple

ABC der Verhaltensweisen und Erkankungen	benötigte Bach-Blüten
aus Kummer, Trauer	Star of Bethlehem, Honeysuckle
aus Ekel, z. B. vor bestimmter Futtersorte	Crab Apple
aus Depression, Lethargie	Gentian, Mustard, Gorse
→ Apathie, Fressverhalten, Zahnschmerzen	
Futter verdorben oder überaltert? Minderwertige Zutaten? Zu fett (Leber, Bauchspeicheldrüsenproblem)? Zu proteinhaltig bei Nierenproblem? Andere organische Störung? Brünstig? Etwas verschluckt? Vergiftung? Fieber?!	
arbeitswütig	
Übereifer, übertriebenes Pflichtbewusstsein	Oak
verbissene Pflichterfüllung	Rock Water
sehr tüchtig, will Anerkennung	Chicory
verausgabt sich, um zu gefallen	Centaury
Ärger	
Wut, leicht erregbar	Holly
Belastung, Enttäuschung	Star of Bethlehem, Gorse
unterstellt nur Schlechtes, fühlt sich angegriffen (Hund beißt sofort)	Gentian, Vervain, Willow
steigert sich hinein	Vervain
niedrige Erregungsschwelle	Vervain
Arroganz	
hält sich für etwas Besseres	Beech, Water Violet
will dominieren	Vine
Arteriosklerose	
Ablagerungen ausschwemmen	Crab Apple
ausgelöst durch Stress (→ Herz: Infarkt)	Elm
Arthritis/Arthrose	
schwaches Gelenk kräftigen	Hornbeam
steifes Gelenk soll geschmeidig, beweglich werden	Rock Water, Chicory, Pine
gegen Entzündung	Holly, Crab Apple, Hornbeam, Olive, Elm
durch unterdrückte Gefühle	Rock Water, Water Violet
als Wut gegen sich selbst	Willow, Holly
durch zu starke Belastung, Sport	Oak, Olive, Belastung reduzieren!

ABC der Verhaltensweisen und Erkankungen	benötigte Bach-Blüten
Asthma	Scleranthus, Crab Apple, Honeysuckle
neigt dazu	Crab Apple, Chicory
periodisch oder sporadisch auftretend	White Chestnut, Chestnut Bud
akuter Anfall	Rescue, Holly
durch Stress und Angst ausgelöst	Elm, Mimulus
oft durch → Leberstörung → Atemwegserkrankungen, Lunge	
kann die Folge von → Allergie (Neurodermitis, Ekzeme, allergischer Schnupfen usw.) sein. Bei der Behandlung kommt es – in einer Rückwärtsentwicklung – zu den zuvor durchlebten Symptomen des Schnupfens bzw. der Hauterkrankung.	
Atemwegserkrankungen	
neigt dazu	Centaury
Krankheitserreger beseitigen	Crab Apple
vermeiden von Entzündungen, zum Entschlacken	Centaury
schneller genesen	Holly
heftig	Rescue, Crab Apple, Holly
laufende Nase, Schnupfen	Crab Apple, Agrimony, Aspen, Olive
Abhusten unterstützen	Cherry Plum, Holly, Rock Water
chronischer Husten	Heather, Gentian, Centaury, Crab Apple, Larch, Star of Bethlehem
Husten stillen	Rescue, Holly, Crab Apple, Centaury
Maul-, Rachen-, Halsentzündung	Crab Apple, Holly
chronische Bronchitis (wirkt schuldbeladen)	Pine
wirkt unentschlossen, irritiert, instabil	Scleranthus
→ Lunge	
aufbrausend	
schnell aus der Fassung	Holly, Impatiens
unkontrolliert, hysterisch	Cherry Plum
wütend	Holly
aufdringlich	
ist aktiv: gibt, um geliebt zu werden	Chicory
ist passiv: hält fest, um geliebt zu werden	Heather

ABC der Verhaltensweisen und Erkankungen	benötigte Bach-Blüten
wird lästig, lässt sich nicht abschütteln, kostet die anderen Energie	Heather
fordernd, z. B. Hund scharrt, um etwas zu erreichen	Chicory
will ständig Körperkontakt, wird lästig	Chicory, Heather
spielt sich in den Vordergrund, will ständig Aufmerksamkeit erringen	Chicory, Heather
aus Überbegeisterung, stürmisch	Vervain
Aufgabe	
verliert seine Aufgabe (z. B. Sport, Dienst)	
resigniert, weil arbeitswütig	Oak
→ Langeweile	
aufgeben	
sich selbst	
verzweifelt, Schicksalsschlag	Sweet Chestnut, Star of Bethlehem
jegliche Lebensfreude fehlt, zeigt keine Aktivität, hat kein Ziel mehr	Wild Rose, Wild Oat
mangelndes Selbstbewusstsein	Larch
übergroßer Stress	Elm
hält nicht durch	Gentian
ist nicht zu motivieren, chronisch krank	Gorse, Gentian
→ Resignation, Depression, Ausdauer, Sterbehilfe	
Aufmerksamkeit	
wenig Aufmerksamkeit für die Umwelt, Tagträumer	Clematis
unaufmerksam beim Lernen	Chestnut Bud, Agrimony
zu temperamentvoll, fordert Aufmerksamkeit	Impatiens
→ aufdringlich, Mittelpunkt → ablenkbar, unaufmerksam, Konzentration	
aufsässig	
rebelliert gegen alles Übliche, grollt	Willow
wütend	Cherry Plum, Holly
intolerant	Beech
strebt nach höherer Position	Vine
will im Mittelpunkt stehen	Heather
als Taktik, etwas zu erreichen	Chicory

ABC der Verhaltensweisen und Erkankungen	benötigte Bach-Blüten
Augen	
Erkrankungen (Basisbehandlung)	Agrimony, Centaury, Mustard, Wild Oat
Wahrnehmungsvermögen schärfen (Sehkraft)	Chestnut Bud, Agrimony, Clematis
Verletzung	Rescue
Sehstörung	Star of Bethlehem
Überanstrengung, Brennen, Spannung hinter den Augen	Hornbeam
Grauer Star (Trübung)	Crab Apple
Grüner Star (erhöhter Augeninnendruck)	Cherry Plum
Bindehautentzündung, -katarrh	1 Tropfen Crab Apple (frisch zubereitete Mischung mit abgekochtem Wasser ohne Alkohol!) in den Augenwinkel oder lauwarmes Augenbad mit Crab Apple, Holly, Impatiens
Nickhautvorfall	Rescue – sofort zum Tierarzt (schlimmstenfalls Tollwut)!
Katze: erweiterte Pupillen → Angst, Schmerzen, Stress, Schock	
→ Blindheit	
Augenausdruck	
panisch, Augen weit aufgerissen, nach Schock	Rescue
hoffnungslos	Gorse, Sweet Chestnut
müde	Olive, Hornbeam
unsicher, hilflos	Pine, Cerato, Larch
erstarrt, tiefe Panik	Rock Rose
starr durch verbissene Pflichterfüllung	Rock Water
einsam, traurig, stumpf, leer (nicht verarbeitete Erfahrungen, ständig abgelenkt, besonders Jungtiere)	Agrimony, Wild Rose
Ausdauer	
fehlt	
nur kurzfristig zu begeistern	Wild Oat
psychisch zart, durch Stress erschöpft	Elm
verliert schnell die Lust	Agrimony, Scleranthus
freut sich über jede Ablenkung, hält bis zur Erschöpfung durch	Agrimony

ABC der Verhaltensweisen und Erkankungen	benötigte Bach-Blüten
aus Ehrgeiz	Oak, Vervain
um zu gefallen, will Lob	Centaury
→ Konzentrationsschwäche	
Auslauf, fehlender	
apathisch, schläft viel	Clematis
schlapp, niedergeschlagen	Agrimony
zerrt an der Leine → Leinenführigkeit, aktiv	für Anregungen sorgen, spielen!
ausnutzen	
willensschwach, lässt alles mit sich machen	Centaury
hat zu viel Verständnis für andere	Beech
Ausstellung → Prüfung	
Auto	
Angst, Panik, Sabbern, Erbrechen Katze: unruhig, hechelt	Aspen, Rock Rose, Cherry Plum + den Katzenkorb abdecken
Autoimmunerkrankungen	Rescue
der Körper greift sich selbst an	Beech, Cherry Plum, Vine, Holly
gesundes Gleichgewicht wiederherstellen	Scleranthus
→ Immunsystem	ergänzen mit Schüßler-Salzen Nr. 3, 8, 17

B	
Ballen	
rissige Pfotenballen, verhornte Pfotenränder	Beech, Pine Unbedingt Schüßler-Salze Nr. 1 und 11, Zinksalbe. Tierarzt: Leber und Zinkmangel prüfen. Bei Zinkmangel: Schüßler-Salz Nr. 21 + zinkhaltige, rohe Kost, z. B. gemahlene Nüsse.
Bandscheibenvorfall (Dackellähme)	Rescue, Elm, Holly, Scleranthus
bei sportlicher Überlastung	Oak, Olive, Vervain
Muskelverkrampfung	Willow, Wild Oat, Star of Bethlehem
innere Verkrampfung	Agrimony
Bauchnabel → Nabel	

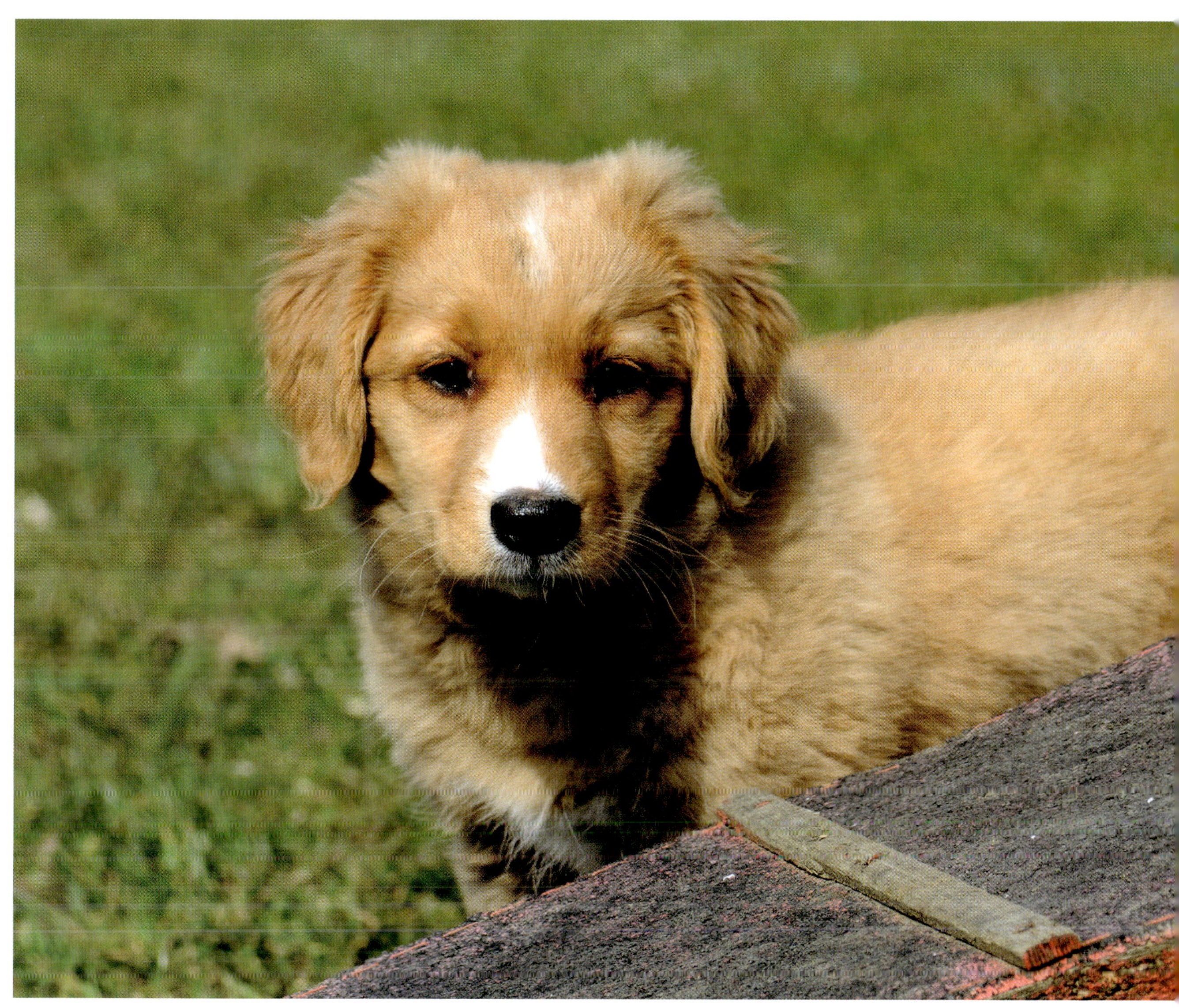

ABC der Verhaltensweisen und Erkankungen	benötigte Bach-Blüten
Bauchspeicheldrüse → Milz/Pankreas	
Zuckerkrankheit → Diabetes	
beeinflussen	
leicht beeinflussbar, kann sich schlecht behaupten	Walnut
kein eigener Wille	Centaury, Cerato
mangelndes Interesse	Clematis
harmoniebedürftig	Agrimony
lebt gedanklich in der Vergangenheit	Honeysuckle
Begeisterung, übertriebene	
verausgabt sich	Vervain
arbeitswütig, z. B. im Sport	Oak
→ Besessenheit	
Beißen	
als überschießende Reaktion, unkontrolliert	Cherry Plum
angriffslustig, kampfbereit	Beech, Holly, Vine
fühlt sich schnell bedroht	Willow
Hund beißt zu früh, weil er seine Bezugsperson oder Welpen bedroht glaubt	Red Chestnut
beißt vorwiegend junge oder schwächere Artgenossen	Vine
→ Aggression, Angstbeißer, Kämpfer, Opfer, Schutztrieb	Die Beißhemmung muss der Besitzer mit dem jungen Hund einüben: im Spiel die Hand ins Maul legen (Vorsicht bei beißfreudigen Rassen, ggf. dicke Lederhandschuhe anziehen).
belastbar	
verzweifelt, an der Grenze der Belastbarkeit	Sweet Chestnut
→ Erschöpfung, Überlastung, Ausdauer	
beleidigt	
schnell beleidigt	
wenn übergangen	Chicory
fühlt sich leicht angegriffen, ist nachtragend	Willow, Vervain
leicht verletzbar	Chicory, Heather
intolerant	Beech
bellen → Lautäußerungen	

ABC der Verhaltensweisen und Erkankungen	benötigte Bach-Blüten
beschützen	
Trieb übersteigert	
weil die Bezugsperson zu sehr geliebt wird	Red Chestnut, Chicory
übertriebene Angst um Nachwuchs	Red Chestnut, Chicory, Cherry Plum
→ Schutztrieb	
Besessenheit	
denkt an nichts anderes mehr (z. B. Fellbeißen, sexuelle Bedürfnisse)	White Chestnut
Zwangshandlungen	Cherry Plum
übernervös	Vervain
fanatisch	Rock Water, Vervain
arbeitswütig, z. B. im Sport	Oak
→ Sucht	
Besitzerwechsel	
wird nicht verkraftet	Honeysuckle, Walnut, Centaury
plötzlich, z. B. durch Tod des Besitzers	Gentian, Honeysuckle, Sweet Chestnut
Mut geben, Selbstvertrauen wieder aufbauen	Gentian, Cerato, Larch
Eingewöhnungshilfe, auch schon vor dem Wechsel	Walnut
Anpassungshilfe	Water Violet, Wild Oat
schlechte Erfahrungen verarbeiten	Willow, Pine
Lebensfreude zurückgewinnen	Mustard, Wild Rose
Angst abbauen, z. B. nach Quälerei	Aspen, Star of Bethlehem
wenn aktiverer Lebensabschnitt folgt	Elm
Bewegungsapparat	
schwach, auch angeboren	Olive, Hornbeam, Wild Rose
frühe Verschleißerscheinungen	Heather
Gehstörungen	Chestnut Bud
→ Knochen, Bandscheibenvorfall, ED, HD	
Bewegungsmangel → Auslauf	
Bewegungsunlust	
mangelndes Interesse	Clematis, Mustard
durch Erschöpfung	Olive
→ Apathie, Auslauf, Muskel	

ABC der Verhaltensweisen und Erkankungen	benötigte Bach-Blüten
Bewusstlosigkeit	
durch Panik, Schreck, Todesangst	Rescue oder Rock Rose und Clematis
durch zu hohe Anforderungen	Elm
→ Epilepsie, Krampf	
Blähungen	Star of Bethlehem, Holly
→ Krampf	
Blasenstörung	Elm, Pine, Holly, Centaury
unbewusst herbeigeführt aus Angst, um einem Ereignis aus dem Weg zu gehen	Mimulus
Blasenschwäche	
nach Schreck	Rock Rose, Aspen
kann dem Druck nicht standhalten	Larch, Cherry Plum
Muskel stärken	Olive, Hornbeam
Blasensteine	
verhindern	Rock Water, Willow, Walnut
Giftstoffe ausleiten	Crab Apple
loslassen	Rock Water, Cherry Plum Bei Trockenfutter kann die Wasseraufnahme zu gering sein, einweichen! Futterumstellung nach Absprache mit dem Tierarzt (pH-Wert ändern).
→ Nieren	
Blindheit	
Grauer Star	Crab Apple
beginnend durch Netzhautveränderungen → Magen, Galle, Leber, Milz/Pankreas	Rescue
durch Panik, Schreck, Todesangst	Rescue oder Rock Rose
→ Augen	
Blut	
stillen	Rescue
Zirkulation anregen	Scleranthus
mit Sauerstoff anreichern	Olive
Zufuhr zum Gehirn erleichtern	Vervain

ABC der Verhaltensweisen und Erkankungen	benötigte Bach-Blüten
Blutarmut	
macht einen geschwächten, schlappen Eindruck	Hornbeam; mehr trinken lassen, zur Anregung Traubenzucker oder Honig ins Trinkwasser
Blutdruck	
zu hoch	Cherry Plum, Aspen, Impatiens, Oak
durch Panik, große Angst	Rock Rose
durch Stress, Dauerstress	Elm, Rock Rose
zu niedrig	Clematis, Larch, Wild Rose, Hornbeam Ursache vom Arzt klären lassen, z. B. Erkrankung der Nieren, Hormonstörung
Bluterguss	Rescue als Creme
Bronchitis → Atemwegserkrankungen, Lunge	
Bruch → Knochen	
brünstig (läufig, rollig, rossig usw.)	
nervös, unruhig, will ständig hinaus	Cherry Plum
kein Appetit, unruhiger Schlaf	Cherry Plum, White Chestnut
Katze	
uriniert (markiert) in der Wohnung mangels Kater	Cherry Plum
dauernde Rolligkeit, weil nicht gedeckt (Überproduktion der Hormone)	Cherry Plum, Agrimony
zur Stärkung, gegen den Stress	Olive, Elm
Fressgier danach	normal, Ergänzung der aufgezehrten Kräfte
→ Deckakt	

C	
chronische Erkrankungen	Gorse, Olive
neigt zu Rückfällen	Chestnut Bud, White Chestnut, Gentian, Gorse, Oak, Centaury, Crab Apple
chronische Bronchitis, wirkt schuldbeladen	Pine
chronischer Husten	Heather, Gentian, Centaury, Crab Apple, Larch, Star of Bethlehem

ABC der Verhaltensweisen und Erkankungen	benötigte Bach-Blüten
chronische Entzündung	Holly, Crab Apple, Gentian, Gorse, Centaury
Clown	
kaspert herum, überdeckt Kummer	Agrimony

D	
Dackellähme → Bandscheibenvorfall	
Dahinvegetieren → Vegetieren, Apathie	
Deckakt	
schlechte Erfahrungen	Aspen, Walnut, Star of Bethlehem, Gentian, Willow, Pine
immer dieselben Schwierigkeiten	Chestnut Bud
ungeschickt, nimmt schwer auf	Chestnut Bud, Larch, Mimulus
nimmt trotz körperlicher Gesundheit nicht auf	Scleranthus, Cerato, Water Violet
Trächtigkeit kommt nicht zustande	Clematis für beide Partner
zur Ausgeglichenheit vor jedem Deckakt	Scleranthus
Zuchtdepression	Mustard, Gorse, Gentian
vor dem ersten Deckakt	Walnut, Wild Oat, Agrimony, Aspen
Ablehnung des Partners	Holly, Water Violet, Beech
genetisch bedingt, Tiere spüren die Fehlplanung	Instinkt der Tiere beachten!
Deckschwäche (zu häufig)	Wild Rose, Olive, Oak
Überlastung	Hornbeam, Gentian
Impotenz	Larch, Elm
Merken: Zwang beim Deckakt und künstliche Besamung haben zu Überzüchtung und Krankheit geführt. Bitte verzichten Sie als Züchter darauf. Achten Sie die Würde und den Instinkt der Tiere! Klonen ist ein weiterer „Fortschritt" in die falsche Richtung. Auch Fleisch von geklonten Tieren (in anderen Teilen der Erde bereits normal) sollte man aus ethischen Gründen ablehnen.	
Depression	
unbekannte Ursache, grundlos, keine Lebensfreude	Mustard, Holly
bekannte Ursache, nach Rückschlägen, Fehlschlägen, Niederlagen	Gentian
nach traumatischem Ereignis	Star of Bethlehem, Gentian

ABC der Verhaltensweisen und Erkankungen	benötigte Bach-Blüten
nach einer Geburt	Star of Bethlehem, Gentian
durch Veränderung	Star of Bethlehem, Walnut, Honeysuckle
fühlt sich unfähig	Larch, Gentian
überfordert, will Frieden	Agrimony
resigniert, zu nichts Lust, keine Freude	Wild Rose
alles erscheint ausweglos	Sweet Chestnut
von Pflichten erdrückt	Elm
unterdrückte Depression	Cherry Plum
Stabilität fehlt	Scleranthus
Harmonie fehlt	Star of Bethlehem
durch Medikamente, z. B. Hormonpräparate	Gentian
sieht den Weg für einen neuen Anfang nicht, z. B. nach einem Verlust	Walnut
will nur allein sein, ist einsam	unbedingt unter Artgenossen gehen lassen, positive Gefühle suchen lassen
bei Krankheit (Depression verschlimmert jede Krankheit, hemmt die Heilung, führt früh zum Tod)	Gentian, Gorse
durch unerfüllte Wünsche	Wild Oat
Depression äußert sich bei männlichen Tieren oft als → Aggression	
→ Melancholie, Appetitlosigkeit, Vitamin D prüfen	
Desinteresse → Interesselosigkeit	
destruktiv	
Negativhaltung, vergiftet das Klima	Willow, Gentian, Beech
bösartig → Aggression	
→ Pessimismus	
Diabetes	
Erkrankung der → Bauchspeicheldrüse	Gorse, Wild Oat, Vine, Cerato, Chicory, Heather
bei seelischem Schock als Auslöser	Star of Bethlehem
extremer Zuckeranstieg durch Panik, Stress	Rock Rose
ausgelöst/beschleunigt durch Stress und Angst, dadurch Abwehrschwäche	Elm, Aspen, Mimulus
→ Augenerkrankungen: Grauer Star	

ABC der Verhaltensweisen und Erkankungen	benötigte Bach-Blüten
Dickdarm-Beschwerden	Walnut, Mustard, Impatiens, Clematis
Entzündung, Geschwür	
durch Stress	Elm, Rock Rose, Holly
durch Angst, Panik	Aspen, Mimulus, Rock Rose, Holly
→ Durchfall	
Dominanz	
ordnet sich nicht unter	Vervain, Vine
zwingt der Umgebung seinen Willen auf	Vine
der Tagesablauf muss sich nach ihm richten	Vervain, Heather
übereifriges Alpha-Tier	Vervain
Machthunger, Herrschsucht	Vine
äußerst willensstark, tyrannisiert, unterdrückt	Vine
Führernatur ohne Führungsqualität	Vine
übersteigerte Autorität, verweigert Gehorsam	Vine
eigensinnig, Einzelgänger	Vine, Beech, Water Violet
spielt sich in den Vordergrund	Chicory, Heather
Druck	
fühlt sich unter Druck gesetzt	Cherry Plum
innerer Druck, Kopfschmerzen	Cherry Plum
ständig unter Druck	Cherry Plum
→ Blasenstörung	
kann dem äußeren Druck nicht standhalten	Larch
großer innerer Druck, fehlende innere Ruhe	Cherry Plum, Rock Rose
setzt sich selbst unter Druck, Leistungszwang	Oak, Vervain, Rock Water
Fresssucht durch inneren Druck	Wild Rose
Dünndarm-Beschwerden	Star of Bethlehem, Sweet Chestnut, Vervain, Agrimony
Durchblutungsstörungen	Rescue, Chestnut Bud
z. B. kalte Pfoten, sehr kalte Ohren	Clematis, Mimulus, Centaury
Stärkung der Blutgefäße	Hornbeam
Arteriosklerose: Vergesslichkeit	Chestnut Bud

ABC der Verhaltensweisen und Erkankungen	benötigte Bach-Blüten
Ablagerungen ausschwemmen	Crab Apple
Neubildung von Verhärtung und Ablagerungen verhindern	Rock Water, Crab Apple
→ Blutdruck	
Durchbruch	
organisch	Rescue, schnellstens zum Tierarzt
schaffen bei Therapieversagen	
zur Klärung	Holly, Walnut
scheinbar zu viele Blüten notwendig	Wild Oat, Agrimony
durchdrehen	
unkontrolliert, fehlende Selbstbeherrschung	Cherry Plum
aus Wut	Holly
aus Groll	Willow
aus Stress	Elm, Impatiens
Durchfall	
grundsätzlich	Aspen, Crab Apple
durch Schreck ausgelöst	+ Rock Rose
Darmentzündung	+ Holly
Krämpfe lindern	Rescue, Vervain
Überreaktion stoppen	Cherry Plum
Schadstoffe ausleiten	Crab Apple
aus Angst, Unsicherheit, Panik	Aspen, Mimulus, Rock Rose
aus Intoleranz, Unverträglichkeit	Beech, Crab Apple
Fett wurde schlecht vertragen → Leber, Galle	
ständig unter Spannung, ärgerlich, reizbar	Chicory, Holly, Impatiens
im Wechsel mit Verstopfung	Chestnut Bud, Scleranthus
zur Stabilisierung, Festigung der Persönlichkeit	Chestnut Bud
mit Trägheit, Appetitlosigkeit → Bauchspeicheldrüse	
Ursache unbekannt	Aspen, Impatiens, Rock Rose
unbewusst herbeigeführt, um einem Ereignis aus dem Weg zu gehen	Mimulus

Merken:
Hält der Durchfall länger als einen Tag an, zum Tierarzt.
Bei Jungtieren wird Durchfall schnell lebensbedrohlich!
Bei Parvovirose konnten Aspen + Crab Apple bereits Welpenleben retten.

ABC der Verhaltensweisen und Erkankungen	benötigte Bach-Blüten
durchhalten	
eiserner Kämpfer, bis zur Erschöpfung	Oak
um zu gefallen	Centaury
zur Kräftigung	Olive, Hornbeam
zu wenig Durchhaltevermögen	Gentian, Scleranthus, Wild Oat, Chestnut Bud
bei Stress	Elm
setzt sich zu stark für etwas ein	Vervain
Durchsetzungsfähigkeit	
fehlt, weil zu gutmütig	Centaury
kein eigener Wille, keine Vitalität	Centaury
kritiklose Unterordnung	Centaury
traut sich nichts zu	Larch
setzt seinen Willen zu stark durch	Vine, Beech
→ Dominanz, Aggression, Ziel	

E	
ED (Ellbogendysplasie)	
zur Kräftigung, Einstiegsbehandlung	Hornbeam, Olive
rechts (alle Blüten geben)	Hornbeam (weiterhin), Wild Rose, Cerato, Vine
links (alle Blüten geben)	Mimulus, Willow, Impatiens, Star of Bethlehem
→ Arthritis, HD	
Egoismus	
Ichbezogenheit, steht gern im Mittelpunkt	Heather, Chicory
kein Einfühlungsvermögen	Heather, Chicory
äußert sich oft laut, z. B. durch Bellen	Heather, Chicory
will immer zuerst an der Reihe sein	Vine, Chicory, Heather
berechnend, taktisch	Chicory
hartherzig	Holly
→ Wichtigtuer, Dominanz	

ABC der Verhaltensweisen und Erkankungen	benötigte Bach-Blüten
Ehrgeiz	
zu gewissenhaft, ist ständig in Hochform	Rock Water
übersteigert aus Begeisterung	Vervain
aus Schuldgefühl	Pine
bei der Körperpflege (übertriebenes Putzen)	Crab Apple
verausgabt sich bis zur Erschöpfung	Oak
ohne Ziel und Ausdauer	Wild Oat
will gefallen, hält für Lob durch	Centaury
will es immer noch besser machen, ist nie zufrieden mit sich	Pine
missachtet notwendige Pausen	Oak, Olive
Eifersucht	
aggressiv	Holly, Vine
zerstörerisch, um beachtet zu werden	Chicory
erniedrigt Mittiere aus mangelndem Selbstbewusstsein	Larch
fühlt sich vernachlässigt, sehr menschenbezogen, kommt oft zum Streicheln	Heather
Angst vor Verlust	Mimulus
Neid	Willow, Holly
Aggression gegen „Eindringling“ (Baby, neuer Lebenspartner des Besitzers, neues Tier)	Holly, Heather – eine Weile nur von der neuen Person füttern und streicheln lassen
eifrig	
bis zur Erschöpfung	Oak, Vervain
→ Ehrgeiz, Besessenheit	
eigensinnig → stur, trotzig, dominant, Einzelgänger, Willen, Durchsetzungsfähigkeit	
Eile → Ungeduld	
einmischen	
wegen erhoffter Aufmerksamkeit, um im Mittelpunkt zu stehen	Chicory, Heather
um Frieden zu stiften	Agrimony
einschläfern	
Entscheidung zum Leben oder Sterben erleichtern	Rescue, Gorse
beim Sterben: Übergang erleichtern	Walnut
→ Sterbehilfe	

Merken:
Einschläfern ist selten notwendig, etwa wenn das Tier sonst verhungern würde, weil es schon völlig abgemagert ist und nicht mehr frisst, oder weil es mit Gelenkproblemen immer wieder schmerzvoll zusammenbricht.

ABC der Verhaltensweisen und Erkankungen	benötigte Bach-Blüten
einschneidende Ereignisse	
wie Besitzerwechsel, Tod eines Gefährten, Umzug, Kampf, Schreck, Schock, schwere Krankheit, Unfall, Operation, Zusehen bei schlimmem Ereignis, bevorstehender Tod und vieles mehr	Rescue
Einstiegsbehandlung	
seelische und körperliche Reinigung, Harmonisierung	Rescue, Crab Apple, Scleranthus
Klärung, der Patient scheint zu viele Blüten zu brauchen	Wild Oat
→ Therapieversagen	
Einzelgänger	
stolz, ist sich selbst genug	Water Violet
unnahbar	
aus Prinzip	Rock Water
wegen schlechter Erfahrungen, Neid	Gentian, Willow, Holly
mit Führungsqualitäten (Alpha-Tier), ordnet sich nicht unter	Vervain
herrschsüchtige Führernatur, Tyrann	Vine
angriffslustig, kampfbereit, intolerant	Beech
Eisenmangel	
geistige Überforderung ohne körperlichen Ausgleich	Hornbeam
Apathie, Unlust, Resignation	Wild Rose
Eiter → Entzündung, Absonderungen	
Ekel	
vor bestimmten Dingen, z. B. einer Futtersorte (→ Appetitlosigkeit)	Crab Apple
krankhaft	Crab Apple, Star of Bethlehem
übertriebene Sauberkeit, Lecksucht	Crab Apple
Ekzeme → Hauterkrankungen	
Ellbogendysplasie → ED	
empfindlich	
gegenüber allem, was die Harmonie stört	Agrimony
will Ruhe und Frieden	Agrimony, Centaury
gegen Lärm, Licht, Temperatur	Mimulus, Clematis, Centaury
schmerzempfindlich	Beech
intolerant	Beech

ABC der Verhaltensweisen und Erkankungen	benötigte Bach-Blüten
fühlt sich schnell übergangen, ist beleidigt	Chicory, Heather
verwundbar, leidet unter Mangel an Liebe	Chicory
fühlt sich an allem schuld	Pine
krankheitsanfällig	Centaury, Olive, Clematis
gegen Kritik	Centaury, Larch
misstrauisch, fühlt sich schnell bedroht	Willow
Entscheidung herbeiführen	
unsicher, zögerlich: ja oder nein?	Centaury, Larch
dies oder das (zwei Möglichkeiten)?	Scleranthus
positive Wendung: gut für das Tier?	Gentian
welche von vielen Moglichkeiten?	Wild Oat
→ Unentschlossenheit	
Entschlackung	
zur Abwehrsteigerung	Rescue, Centaury, Crab Apple, Chicory, Clematis
zur Stärkung	Olive
Reinigung von Leber, Milz, Nieren	Honeysuckle
Entspannung, fehlende	Rescue
bei Überlastung	Olive, Hornbeam
zu sehr verausgabt	Oak, Vervain
braucht ständig Aktivität und Nervenkitzel	Wild Oat
kann seine Gedanken nicht abschalten	White Chestnut
→ Nervosität, Stress, Ruhelosigkeit, Abenteuerlust	
Enttäuschung	
Gleichgewicht zurückerlangen	Star of Bethlehem, Gorse
verliert danach die Geduld	Impatiens
Entzündung	
vorbeugen	Crab Apple
häufig, heftig	Holly, Rescue
Reinigung von Krankheitskeimen	Crab Apple
chronisch	Crab Apple, Gentian, Gorse, Centaury
→ Arthritis, Wundheilung	

ABC der Verhaltensweisen und Erkankungen	benötigte Bach-Blüten
Epilepsie	Rescue
Anfall	Rescue oder Cherry Plum
heftig	Holly
→ Krampf	
Erbrechen	
aus Angst/Panik, z. B. beim Autofahren	Aspen, Mimulus, Rock Rose, Cherry Plum
wegen Gleichgewichtsstörungen (Auto)	Scleranthus
nach einem Schreck	Aspen, Mimulus, Cherry Plum
bei Vergiftung jeder Art	Crab Apple, sofort zum Tierarzt!
schwallartig	Elm
direkt nach dem Erwachen	Unterzuckerung möglich: abends spät noch etwas zu fressen geben
Hund: nach Grasfressen → Fressverhalten	
→ Magen-Darm-Erkrankung	
Erfahrungen	
schlechte, können nicht verarbeitet werden	Gentian, Star of Bethlehem, Wild Rose, Willow, Pine
Situation besser meistern	Gentian
können nicht richtig umgesetzt werden	Agrimony, Chestnut Bud
kann nicht aus Erfahrung lernen	Chestnut Bud
ungelehrig, schlechtes Gedächtnis, wenig Interesse	Chestnut Bud
immer dieselben Fehler (z. B. Scheu vor demselben Hindernis, bei Deckakt, bei Geburten)	Chestnut Bud Leistungsfähigkeit berücksichtigen!
Erkältung → Schnupfen	
Erschöpfung	
plötzlich, z. B. durch Unfall	Rescue
alle Reserven verbraucht	Olive
nach anstrengendem Training, Turnier	Olive
keine Kraft mehr nach Krankheit oder Stress	Olive
total verausgabt, will nur noch schlafen	Olive
möchte von allem verschont bleiben	Centaury, Olive
erschöpfte Tiermutter während und nach der Säugezeit	Olive
Müdigkeit durch Überlastung und Routine, hauptsächlich mental	Hornbeam

ABC der Verhaltensweisen und Erkankungen	benötigte Bach-Blüten
verausgabt sich bis zum Umfallen	
aus Ehrgeiz, sehr tapfer	Oak, Vervain
um gelobt zu werden, überlastet	Centaury
müde, erschöpft und apathisch	Olive, Hornbeam, Wild Rose
plötzlich nicht mehr leistungsfähig	Elm
stellt zu hohe Anforderungen an sich selbst	Oak, Vervain
kraftlos, fast am Ende	Gorse
stark erschöpft nach Anstrengung, apathisch	Wild Rose
durch übertriebenes Verantwortungsgefühl	Pine, Red Chestnut
fühlt sich schuldig	Pine
verliert Energie durch ständiges Zögern, Schwanken	Scleranthus
ausgebrannt (bei Menschen: Burnout)	Rescue, Olive
zu ehrgeizig, hat zu sehr für etwas „gebrannt"	Vervain
kommt morgens nicht in Gang	Hornbeam
Gedanken kreisen (Tier läuft gern im Kreis oder dreht sich häufig im Kreis, hat regelmäßig wiederkehrende Symptome)	White Chestnut
Auslöser: Ärger, Belastung	Star of Bethlehem
	Diese bewährte Kombination aus Vervain, Hornbeam, White Chestnut und Star of Bethlehem entspricht den Blüten, die dem Herz-Meridian zugeordnet werden. Alle Blüten können gleichzeitig gegeben werden.
hektisch, Nerven liegen blank	Impatiens
Opferhaltung, grollt	Willow
lässt sich zu viel aufladen	Centaury
Stimmungsschwankungen	Scleranthus
alles scheint hoffnungslos	Gorse, Sweet Chestnut, Wild Rose
überempfindlich, schläft Schutz suchend wie ein Embryo	Mimulus
Panik, Herzrasen, Dauerstress	Rock Rose
Depression, zieht sich zurück	Gentian, Mustard, Wild Rose, Sweet Chestnut – Tierarzt: Vitamin D prüfen.
→ Überlastung, Ausdauer	

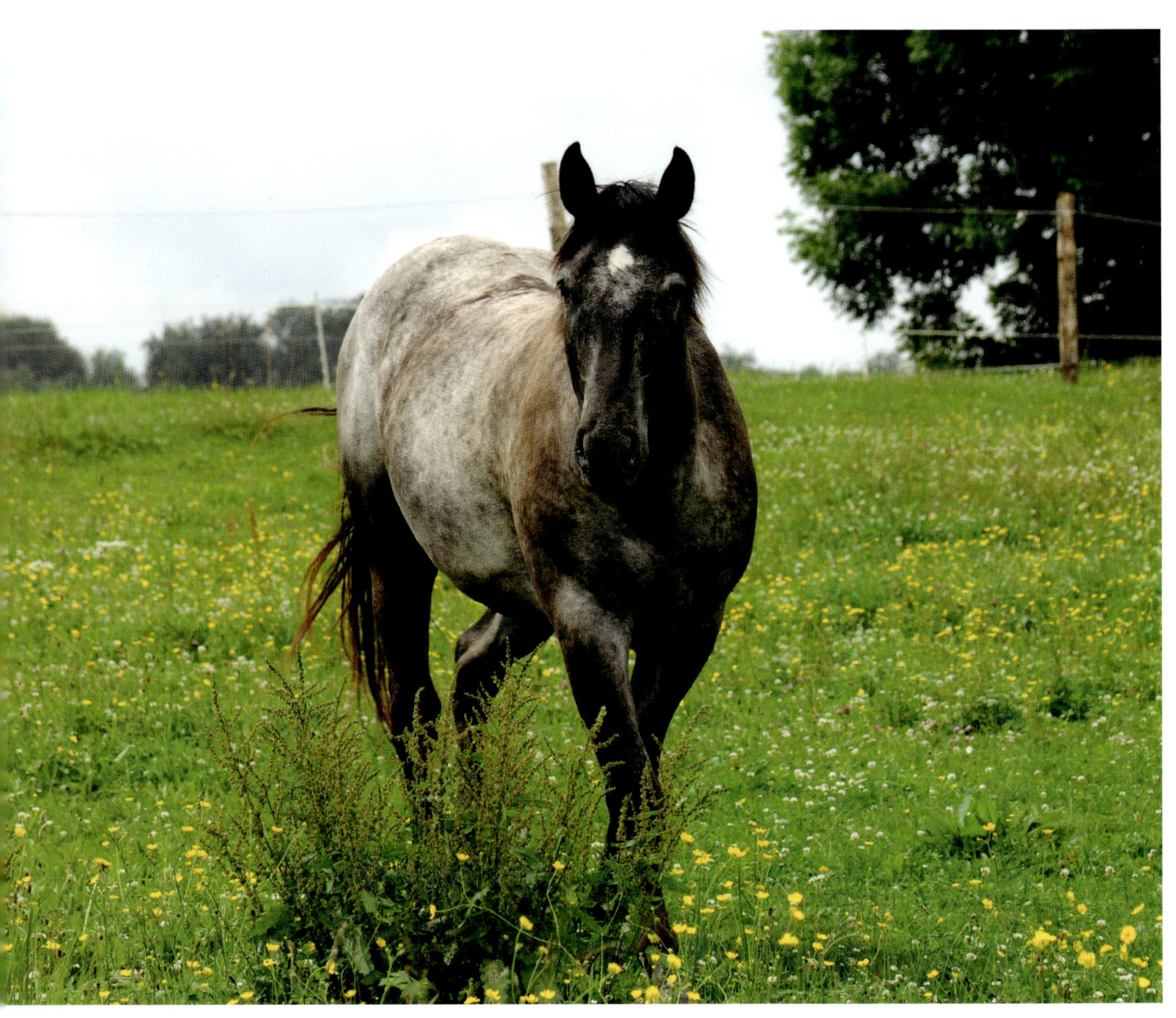

ABC der Verhaltensweisen und Erkankungen	benötigte Bach-Blüten
Erschütterung	
seelisch oder körperlich	Star of Bethlehem oder Rescue
panikartige Reaktion, spontaner Durchfall	Rock Rose oder Rescue
Erschrecken	
nach heftigem Erschrecken	Cherry Plum, Rock Rose
bei Alltagsgeräuschen	Aspen, Pine, Mimulus
Panik, völlig außer sich	Rock Rose
→ Angst	

F	
Fähigkeiten	
fühlt sich unfähig, mangelndes Zutrauen	Larch
→ Talente, lernen	
Federn → Haar	
Fehler	
macht ständig dieselben Fehler	Chestnut Bud
ungelehrig, unaufmerksam, wenig Interesse	Chestnut Bud
unbeholfen	Chestnut Bud
lernt nicht aus Fehlern	Chestnut Bud, Gentian
Feigheit	
fehlendes Selbstvertrauen	Larch
Angst vor bestimmten Dingen	Mimulus
kein eigener Wille, kann sich nicht durchsetzen oder abgrenzen	Centaury
→ Angst, Mut	
Fell → Haar, Pflege, Rupfen	
Fieber (bei Hunden und Katzen über 39 °C, schnell lebensbedrohlich!)	Rescue
schnell in den Griff bekommen	Rescue, Holly
sehr hoch	Cherry Plum
in Intervallen	Walnut, Chestnut Bud, White Chestnut
neigt zu Fieberschüben	Impatiens

ABC der Verhaltensweisen und Erkankungen	benötigte Bach-Blüten
Stress meistern (schlapp, lustlos)	Elm, Cherry Plum, Walnut, Hornbeam
plötzlich, auch ohne Krankheit	Holly
Schwitzen unterstützen	Crab Apple
bei Schwäche	Olive, Hornbeam, Larch
Untertemperatur → Schilddrüse	Cherry Plum oder Rescue
	Beim gesunden Tier die Normaltemperatur notieren! Anzeichen für Fieber: Apathie, frisst nicht.
Flöhe → Parasiten	
Fluchtverhalten	
verschwindet in Schutzecke	Pine, Aspen, Mimulus, Rock Rose
übertrieben bei Fluchttieren, z. B. Pferden	Cherry Plum, Beech
→ Angst, Panik	
freiheitsliebend	
unreif, will keine Verantwortung übernehmen, z. B. für die Nachkommen	Willow, Wild Oat
→ Abenteuerlust, Dominanz	
Freizeit	
zu viele Zerstreuungen, Dauerstress	White Chestnut, Rock Rose
→ Kontaktschwierigkeiten	
Fressverhalten	
nervös, unruhig	Impatiens, Agrimony
schlingt, dadurch Verdauungsprobleme	Impatiens
frisst viel, weil frustriert (Ersatzbefriedigung)	Agrimony, Honeysuckle
Fressgier	
durch inneren Druck	Wild Rose
auch angeboren	Cherry Plum, Agrimony, Clematis
nach Rolligkeit, Läufigkeit	normal, Ergänzung der aufgezehrten Kräfte
bei kastriertem männlichem Tier	Agrimony, mehr Bewegung und Spiel, am besten einen Artgenossen zugesellen
hat sich überfressen	Crab Apple

ABC der Verhaltensweisen und Erkankungen	benötigte Bach-Blüten
Katze: frisst Stoff, Zimmerpflanzen	
als Ersatzhandlung	Honeysuckle
als Nahrungsergänzung	faserreiche Kost anbieten, Katzengras (Zimmerpflanzen zunächst entfernen!)
Hund: frisst Gras	
um Mageninhalt zu erbrechen	Crab Apple als Unterstützung
weil pflanzliche Kost fehlt	Futter mit Gemüse, Obst, Kräutern aufwerten
als → Übersprungshandlung	
aus → Langeweile	
frisst nicht	
aus Protest	Beech
aus Ekel vor der Futtersorte	Crab Apple (organische Störung möglich)
weil Tagträumer	Clematis
weil zu verwöhnt	Heather
aus Kummer, Trauer	Honeysuckle, Star of Bethlehem
bei veränderten Lebensumständen	Honeysuckle, Walnut
aus Apathie	Sweet Chestnut, Gorse
aus Erschöpfung	Olive, Walnut
bei Krankheit zur schnelleren Genesung	Olive, Wild Oat
weil die innere Energie fehlt, Resignation	Wild Rose
→ Sucht, Appetitlosigkeit, Zahnschmerzen, Vergiftung, abnehmen	
friedliebend	
um jeden Preis, leidet bei Streit, will schlichten	Agrimony
Frustration	
ohne erkennbare Ursache	Holly
enttäuscht, unzufrieden	Holly, Willow
vegetiert dahin, keine Hoffnung mehr, kein Lebensinteresse	Wild Rose
unsicher, orientierungslos, innere Leere	Wild Oat
→ Langeweile, Aggression, Enttäuschung, Einsamkeit, Rupfen, allein sein, Trotz, Apathie, Sexualverhalten, Erschöpfung	

ABC der Verhaltensweisen und Erkankungen	benötigte Bach-Blüten
Führungspersönlichkeit	
setzt sich zu stark ein, guter Führer	Vervain
Tyrann, unterdrückender Führer	Vine
→ Dominanz, Einzelgänger	
Fundtier → Tierheim	
Fürsorglichkeit, übertriebene	
gegenüber Jungtieren	Red Chestnut, Chicory
Hund beißt zu früh, glaubt Tierhalter oder Welpen bedroht	Red Chestnut
→ Schutztrieb	
Furunkel → Hauterkrankungen	
Futterunverträglichkeit	
Hauptmittel für Intoleranz	Beech
→ Allergie	
Futterverweigerung	
am Lebensende	Gorse, Schüßler-Salz Nr. 5
→ Appetitlosigkeit, Fieber, Vergiftung, Fressverhalten	Instinkt beachten, Umstellung auf Rohfutter

Merken:

Lebendige Nahrung erzeugt Leben, tote, gekochte Nahrung erzeugt Sterben – für Mensch und Tier.

- Denaturierte Kost kann den Körper nicht aufbauen. Die Mineralstoffe sind in gekochter Nahrung nicht mehr organisch gebunden, sind wasserunlöslich geworden und können nicht mehr verwertet werden. Auch Enzyme sind totgekocht. Lauter Abfall, den der Körper entsorgen muss bzw. den er als alt machende Schlacken einlagert, wenn er sie biochemisch nicht mehr loswerden kann (Mangel an Natriumsulfat/Glaubersalz, Schüßler-Salz Nr. 10).
- In der Natur gibt es selten Tiere mit Altersgebrechen. Sie sterben – artgerecht ernährt – relativ gesund, wenn ihr genetisch programmiertes Ende erreicht ist.
- Wenn es irgend geht, sollten auch Haustiere artgerecht ernährt werden: mit ungekochter Kost, die bioverfügbare Mineralien, wertvolle Enzyme und einen messbaren Lebensfunken enthält (Biophotonen = Licht = Lebenskraft = Energie, Zellen geben Informationen mit Lichtgeschwindigkeit weiter und können Licht empfangen wie Antennen). BARF – „biologisch artgerechtes rohes Futter" – für Hunde und Katzen ist natürlicher als Dosenfutter mit hohem Getreideanteil und undefinierbaren Zutaten.

ABC der Verhaltensweisen und Erkankungen	benötigte Bach-Blüten
G	
Gallenstörung	Aspen, Crab Apple, Rock Water, Scleranthus
als Schockfolge	+ Star of Bethlehem
Geburt	
vor, während und nach der Geburt	Rescue
Kaiserschnitt	
für die Mutter	Rescue
für das Junge, das sich nicht entscheiden konnte, geboren zu werden	Wild Oat, Rescue
einige Tage vorher, spätestens bei Einsetzen der Wehen	
soll das Junge „loslassen"	Chicory
bevorstehende Veränderung verkraften	Walnut
bei Angst vor der Geburt	Mimulus
wenn das Muttertier an der Grenze der Belastbarkeit ist	Sweet Chestnut
bei innerer Unruhe, Ungeduld	Impatiens
bevorstehende akute Notsituation, besonders für das Junge (auch für Geburtshelfer!)	Rescue
Erstgebärende ist traumatisiert, läuft weg	Rescue
bei Zuchttieren: Verlauf immer schwierig	Chestnut Bud, Beech, Rescue
wenn schwere Geburt bevorsteht	Elm, Olive, Rescue mehrfach in Abständen
Wehenschwäche	Elm, Hornbeam, Olive
Ausfluss	Crab Apple, kann Anzeichen für abgestorbenen Fötus sein → Tierarzt!
nach der Geburt für Mutter und Jungtiere:	
zur Verarbeitung des Ereignisses	Rescue, Walnut
zur Stärkung	Olive
Reinigung des Organismus	Crab Apple
ins Gleichgewicht kommen	Scleranthus
für Jungtier nach schwerer Geburt (Panik im Mutterleib)	Rescue oder Rock Rose
Jungtier: abnabeln	Star of Bethlehem oder Rescue auf den Bauch um die Nabelschnur, später auf den Bauchnabel, um Geburtstrauma zu verhindern
Milchstau	Rescue, Rescue Cream
Jungtier von Geburt an schwächlich	Wild Rose, Hornbeam, Centaury

ABC der Verhaltensweisen und Erkankungen	benötigte Bach-Blüten
Handaufzucht: gegen Fehlprägung auf den Menschen (zu große Abhängigkeit)	Cerato
Tiermutter lässt die Jungen zu wenig Muttermilch trinken	Centaury, Cerato, Cherry Plum, Crab Apple, Water Violet
nachgeburtliche Depression	Gentian, Mustard
Fehl- oder Totgeburt	
Depression	Gentian
Schuldgefühl	Pine
Muttertier war schon sehr glücklich	Honeysuckle
Schock	Star of Bethlehem oder Rescue
Panik erregende Situation	Rock Rose oder Rescue
Resignation, wirkt müde und kraftlos	Wild Rose
Muttertier stirbt	Rescue, die Jungtiere unbedingt erste Milch trinken lassen
→ Trächtigkeit	
Gedächtnis	
schlechtes	Chestnut Bud, Clematis
Lücken, Erfahrungen werden verdrängt	Honeysuckle, Star of Bethlehem, Walnut
→ lernen, Vergesslichkeit	
gefallen	
will gefallen, braucht Lob	Centaury, Larch
lässt sich alles gefallen, sogar Quälerei	Centaury
zu lieb und gutmütig, kein Eigenwille	Centaury
lässt sich von Artgenossen alles gefallen	Centaury, Pine, Larch
lässt sich um des Friedens willen alles gefallen	Agrimony
Gefäßerkrankung → Durchblutungsstörung	
Gefiederprobleme → Hauterkrankungen, Parasiten, Rupfen	
Gefühlsausbrüche	
unkontrolliert, dreht durch, Anspannung explodiert, Kurzschlusshandlung	Cherry Plum
bei Überzüchtung (Aggression, Angst, Zittern)	Cherry Plum, Beech
Gewalttätigkeit → Aggression	
Gehirn	
Gehirnerschütterung	Rescue
Blutzufuhr zum Gehirn erleichtern	Rescue

ABC der Verhaltensweisen und Erkankungen	benötigte Bach-Blüten
Sauerstoff fehlt	Olive, Vervain
Tumor → Krebs	
Gelassenheit, fehlende	
unkontrolliert, nicht souverän	Cherry Plum, Elm, Holly, Vine
überängstlich, überaggressiv, kopflos	Cherry Plum
übertrieben besorgt um Nachwuchs oder Bezugsperson	Red Chestnut
unruhig, eilig	Impatiens
immer in Aktion, nervös	Agrimony
putzt sich ständig	Crab Apple
intolerant	Beech
Gelenkschwäche	
auch angeboren	Hornbeam, Olive, Willow
Schmerzen nach Überlastung	Elm, Oak, Star of Bethlehem
Versteifung	
durch Schuldgefühle	Pine
spielt kaum	Rock Water
aus Stolz, ist zurückgezogen	Water Violet
→ Arthritis, Rheuma, Altersbeschwerden	
Geräusche	
Angst vor bestimmten Geräuschen	Mimulus
durch traumatisches Erlebnis	Mimulus, Star of Bethlehem
schreckhaft durch Überzüchtung	Cherry Plum, Beech
Schreck durch Alltagsgeräusche	Aspen, Pine, Mimulus
bei Geräuschen irritiert	Agrimony
→ Panik	Einige Hunderassen, die auf feinste Sinneswarhrnehmungen selektiert wurden (z. B. Hütehunde), reagieren empfindlich auf hohe Töne.
Geschwulst → Krebs	
gewachsen sein	
einer Aufgabe nicht gewachsen sein, Stress	Elm
steht unter Zeitdruck, z. B. beim Sport	Elm, Cherry Plum
vergeblich gelernt	Chestnut Bud
→ aufgeben, Resignation	

ABC der Verhaltensweisen und Erkankungen	benötigte Bach-Blüten
Gewalttätigkeit → Aggression	
Gewichtsprobleme → Übergewicht, abnehmen	
Gewissen, schlechtes	
fühlt sich verantwortlich für schlechte Erfahrungen, erwartet/„sucht" Strafe, erstarrt, läuft geduckt	Pine
→ Schuld, Angst	
Gewohnheit	
vermisst alte Gewohnheiten, z. B. Diensthund im Ruhestand	Honeysuckle, Oak, Walnut
Gewöhnung → Neubeginn, Zweittier, Veränderung	
Gleichgewicht	
Störung	Scleranthus
Höhenangst	Scleranthus, Mimulus
→ unausgeglichen	
gönnen	
anderen Tieren nichts gönnen (z. B. Konkurrenz durch Zweittier)	Holly, Beech, Willow, Vine, Larch
Grobheit	Holly, Cherry Plum, Beech
→ Aggression, Dominanz	
Groll	
misstrauisch, erwartet Schlechtes, schnell verärgert, nachtragend	Holly, Willow
kann im Alter nicht mehr aktiv sein	Oak, Honeysuckle, Willow
→ Zorn	
gutmütig	
zu gutmütig, lässt sich alles gefallen	Centaury
kritiklose Unterordnung, kein eigener Wille	Centaury

H	
Haarprobleme	
stumpfes, glanzloses Fell/Federprobleme	Crab Apple
Haarausfall	
ca. 2 – 3 Monate nach Schock	Star of Bethlehem
durch Vergiftung	Crab Apple, Rescue, Tierarzt!
durch Hormonschwankung	Scleranthus, Cherry Plum, Walnut, Tierarzt
durch Pilze	Crab Apple, Tierarzt!

ABC der Verhaltensweisen und Erkankungen	benötigte Bach-Blüten
Katze: putzt sich zu wenig (→ Apathie)	genügend Trinkwasser?
Tierhaarallergie → Allergie	
Haar- und Hautveränderungen (evtl. mit Übergewicht, Lethargie) → Schilddrüse	
→ Parasiten, Schuppen	Ernährung beachten!
Halsschmerzen	
akut	Rescue
bewährte Mischung	Water Violet, Crab Apple, Vervain, Star of Bethlehem – auch als Salbe
Haltungsfehler	
zu wenig Auslauf, schlapp	Centaury, Larch, Mimulus, Mustard
Konflikt mit Tierhalter	Agrimony
Tyrann, weil übertriebenes Selbstbewusstsein geduldet wird	Beech, Vine
schläft viel, weil gelangweilt	Clematis (Lebensumstände ändern!)
→ Bewegungsapparat, Knochen, Bandscheibenvorfall, ED, HD	
Harmoniebedürfnis	
fühlt sich bei Streit körperlich nicht wohl, spielt den Clown	Agrimony
möchte anderen nicht weh tun	Centaury
Harnsteine → Blasensteine	
Härte	
gegen sich selbst	Rock Water, Oak
gegen andere Tiere	Holly, Vine, Beech
keine Liebe, geht über Leichen	Holly, Vine
Hass	Holly
aus Verbitterung	Willow
Hauterkrankungen	
Haut-, Haar-, Gefiederprobleme	Crab Apple, Cerato
Unreinheiten jeder Art	Crab Apple
durch innerlichen Rückzug aus Stolz	Water Violet
Ekzeme, Warzen, Juckreiz, Pickel (Unwillen drückt sich aus)	Rescue, Crab Apple, Beech, Agrimony – auch als Salbe (Tierarzt!)
Warzen durch unterdrückte Schuldgefühle	+ Pine
Leckekzem durch übertriebenes Putzen	Crab Apple, Cherry Plum, Chicory
fühlt sich nicht wohl in seiner Haut	Crab Apple

ABC der Verhaltensweisen und Erkankungen	benötigte Bach-Blüten
Verhornung	Beech, Pine
verhornte Pfotenballen, Ballenränder → Ballen	
wirkt unentschlossen, instabil, irritiert	Scleranthus
empfindliche Haut	
bei sehr sensiblem Tier („dünnhäutig")	Mimulus
Abgrenzung nach außen	Walnut
und Knochen (hat kein „Rückgrat")	Cerato
fettige Haut → Schuppen, Unterstützung der → Leber	
Haut- und Haarverschlechterung (evtl. mit Lethargie, Übergewicht) → Schilddrüse	
→ Parasiten, Juckreiz, Schuppen, Rupfen, abnehmen, Allergie, Neurodermitis	
HD (Hüftgelenksdysplasie)	
zur Kräftigung, Einstiegsbehandlung	Hornbeam, Olive
rechts (alle Blüten geben)	Scleranthus, Rock Rose, Beech, Wild Oat, Chicory, Sweet Chestnut, Cerato
links (alle Blüten geben)	Sweet Chestnut, Rock Water, Agrimony, Mimulus, Wild Rose
	Bei beidseitiger Erkrankung die Mischungen im wöchentlichen Wechsel verabreichen. Muskeln durch Schwimmen und mäßige Bewegung stärken. Keine Sprünge! Rückgang durch karge Kost soll möglich sein (keine Industrienahrung, wenig Vitamin A, D3, mehr Vitamin C, keine Hormone, kein Soja, kein Kalzium zufüttern, Futtermenge um ¼ reduzieren. Niemals Muskeln durchtrennen lassen!
→ Arthritis	
heftige Reaktionen	
jeder Art, z. B. Allergie, Fieber, Juckreiz, Kolik, Aggression	Holly, Cherry Plum
Heimweh	
lindern, Selbstbewusstsein stärken, Anhänglichkeit mindern	Cerato
neue Situation meistern	Walnut
zum Trost	Honeysuckle
Heißhunger → Sucht	

ABC der Verhaltensweisen und Erkankungen	benötigte Bach-Blüten
Hemmungen	
wirkt gehemmt, kein instinktives Selbstbewusstsein	Cerato
in jeder neuen Situation	Larch, Walnut
→ Angst, Scheu, Reserviertheit, Schüchternheit, Selbstbewusstsein, Kontaktschwierigkeiten	
Herrschsucht → Dominanz	
Herz	Star of Bethlehem, White Chestnut, Hornbeam, Vervain
akut, Infarkt	Rescue, Aspen
Infarkt durch Stress (ausgelöst durch Arteriosklerose/ Klumpenbildung)	Elm
Erkrankung durch Feindseligkeit, Zorn	Holly, Vervain
stärken bei Panik, Todesnähe („hat nicht das Herz . . ." – den Mut!)	Rock Rose
nervöse Herz-Kreislauf-Beschwerden	Aspen, Oak, Vervain, Agrimony
zur Herzstärkung	Olive
baut sich aus Sorge um andere ab	Red Chestnut, Vervain
Herzrasen, Herzklopfen	
bei Panik	Rock Rose
bei Stress, zu hohen Anforderungen	Elm
bei Angst	Aspen
bei Ungeduld	Impatiens
verhärtet	
weil lieblos	Holly
aus Groll	Willow
weil ständig in den Vordergrund gespielt	Heather
extreme innere Unruhe, Beklemmung, an der Grenze der Belastbarkeit	Sweet Chestnut
ohne pathologischen Befund, Trauer	Honeysuckle, Star of Bethlehem, Sweet Chestnut, Clematis
Erkrankung schlimmer, langwieriger durch Depression, Pessimismus	Mustard, Gentian, Gorse
→ wetterfühlig (Beklemmung)	+ Agrimony
hineinsteigern	
fühlt sich angegriffen, unterstellt nur Schlechtes	Vervain, Willow
→ zwanghaftes Verhalten, Aggression	
Hitzschlag	Rescue oder Rock Rose mit nassen Tüchern kühlen!

ABC der Verhaltensweisen und Erkankungen	benötigte Bach-Blüten
Hoffnungslosigkeit	
angespannt, sieht keinen Ausweg	Cherry Plum
überwinden, Mut geben bei großen Problemen	Gorse, Gentian
Verzweiflung, kein Lebensmut mehr	Sweet Chestnut
Panik, es scheint keine Hilfe mehr zu geben	Rock Rose
Festsetzen vermeiden, Lebenswillen erhalten	Rescue
→ Depression	
Hormone	Star of Bethlehem, Cherry Plum, Agrimony, Rock Rose
hormonelle Umstellung beim Erwachsenwerden, nach Kastration, Schwankungen ausgleichen	Scleranthus, Walnut, Cherry Plum
Überproduktion, z. B. Dauerrolligkeit, Aggression gegen gleichgeschlechtliche Artgenossen	Cherry Plum
→ Schilddrüse	
Hüftgelenksdysplasie → HD	
Husten	Oak, Star of Bethlehem
mit Erkältung → Schnupfen	Oak, Star of Bethlehem, Chicory
Schleim lösen, Abhusten unterstützen	Rescue, Crab Apple
sehr starke Schleimproduktion	Holly, Crab Apple
krampfhafter Anfall	Rescue oder Cherry Plum
stark und plötzlich	Holly, Rock Water
als Ausdruck von Ablehnung	Holly
zur Stärkung bei Erschöpfung	Olive, Hornbeam, Larch
chronisch	Heather, Gentian, Centaury, Crab Apple, Larch, Star of Bethlehem
Hysterie → kopfloses Verhalten	

I	
Immunsystem	
stärken	Olive, Larch, Crab Apple, Beech, Centaury, Walnut
geschwächt durch Stress	Elm
geschwächt durch Angst	Aspen, Mimulus

ABC der Verhaltensweisen und Erkankungen	benötigte Bach-Blüten
zur Kräftigung und Stabilisierung	Olive, Hornbeam
anfällig gegen Parasiten und Krankheiten	Centaury, Crab Apple, Clematis
→ Abwehrschwäche, Allergie	
Merken: Stress schaltet das Immunsystem und die Selbstheilungskräfte aus. Jede Form von negativen Gefühlen bedeutet Stress und somit Krankheit. Vermeidung von Stress hilft dem Immunsystem.	
Impotenz	
Versagensangst	Mimulus
fehlendes Selbstvertrauen	Larch
Stress	Elm
Lustlosigkeit	Wild Rose (Ursache klären)
mangelnde Liebe	Holly (andere Partnerin!)
impulsiv	Impatiens, Vervain
→ Anspannung	
Infektionskrankheiten	
häufige Neigung	
anfällig wegen Überlastung	Centaury
anfällig wegen Teilnahmslosigkeit	Clematis
anfällig durch Stress	Elm
anfällig durch Angst	Aspen, Mimulus
häufig, plötzlich	Holly
immer wiederkehrend	White Chestnut, Chestnut Bud, Gorse, Crab Apple, Centaury
zur Beseitigung der Erreger und als Vorsorge	Crab Apple, Walnut
zur Vermeidung und als Frühjahrskur	Walnut, Clematis
zur Stärkung, gestörte Sauerstoffzufuhr	Olive
Insektenschutz	
nichts an sich heranlassen	Walnut (auch als Walnussöl)
Instinktverhalten, natürliches	
fehlt, unentschlossenes Verhalten	Cerato, Centaury
fehlt durch Überzüchtung	Cherry Plum, Beech
Hund. greift Welpen an, kein eigenständiges Gebären	Cherry Plum, Holly, Beech
zu menschenbezogen, meidet Artgenossen	Cerato
männliches Tier: markiert das Revier nicht	Cerato, Centaury, Larch

ABC der Verhaltensweisen und Erkankungen	benötigte Bach-Blüten
Interesselosigkeit	
am Leben	
Tagträumer	Clematis
aus Trauer	Honeysuckle, Gorse, Walnut
an der Umwelt	Clematis
an anderen Tieren und Menschen, ist sich selbst genug	Water Violet
wirkt abwesend, antriebsarm, langsam, träge, unmotiviert	Clematis, Wild Oat
schläft viel (→ überfordert)	Clematis, Olive
innerlich resigniert, vegetiert dahin	Wild Rose
Hoffnungslosigkeit	Gorse
mit den Gedanken	
schon weiter	Chestnut Bud, Clematis
in der Vergangenheit	Honeysuckle
wenig Interesse an Dingen, die früher Freude bereitet haben	Willow, körperliche Beschwerden klären
→ Apathie, Depression, Introvertiertheit, Therapieversagen	

Merken:

Unterschiede: verträumt und abwesend

- Clematis (Sehnsucht)
  Das Tier schläft viel, träumt von besseren Zeiten – in die Zukunft gerichtete Gedanken (leerer Blick in die Ferne), auch: Sehnsucht nach dem Tod.
- Honeysuckle (Traurigkeit)
  Das Tier sucht Vertrautes, vermisst jemanden, sehnt sich nach früheren Zeiten – in die Vergangenheit gerichtete Gedanken, oft bei Abgabetieren.
- Pine (Schuld), Centaury (Unterwürfigkeit), Larch (Selbstbewusstsein fehlt)
  Das Tier zieht sich in sich selbst zurück. Anzeichen beim Hund: unter die Brust geschlagene Pfote.
- Star of Bethlehem (Trauma)
  Das Tier ist nach einem schlimmen Erlebnis nicht zu motivieren.
- Gorse (Hoffnungslosigkeit), Sweet Chestnut (hat viel erlitten), Wild Rose (apathisch)
  Hoffnungslosigkeit im Blick, das Tier hat sich fast aufgegeben.
- Hornbeam (mental überfordert), Olive (körperliche Schwäche)
  Das Tier hat viel leisten müssen oder ist krank, möchte schlafen.
- Elm (plötzliche Überforderung), Rock Rose (Dauerstress), Oak (Pflichtbewusstsein)
  Das Tier ist erschöpft durch Stress.
- Wild Rose
  Das Tier kann sich zu nichts mehr aufraffen, Lebensfreude fehlt.

ABC der Verhaltensweisen und Erkankungen	benötigte Bach-Blüten
Intoleranz	
überheblich	Beech
setzt eigene Interessen um jeden Preis durch	Vervain
aus Verbitterung	Willow
aus Aggressivität	Holly, Beech, Vine
aus Selbstbezogenheit	Heather
weil alles schnell gehen muss	Impatiens
sich selbst gegenüber (→ Allergie)	Rock Water, Beech
der Umwelt gegenüber	Vine, Beech
Introvertiertheit	
passiv, verträumt	Clematis
nimmt Erlebnisse intensiv und tief auf	White Chestnut
→ Apathie, Depression, Interesselosigkeit	
Intuition, fehlende	
ständig unsicher	Cerato
schnell begeistert, schnell wieder etwas Neues	Wild Oat
Ischias	Impatiens, Holly, Oak
→ wetterfühlig	
isoliert sich → Kontaktschwierigkeiten	

J	
Jähzorn	
Gefühlsausbrüche, übertriebene Reaktion	Holly, Cherry Plum
jammern	
heult, jault, winselt	
beim Verlassenwerden, bei Abwesenheit des Menschen	Cerato, Heather, Honeysuckle
aus Taktik	Chicory
vermisst sein früheres Zuhause, die fortgegebenen Jungen	Honeysuckle, Walnut, Star of Bethlehem
will sich in den Vordergrund spielen	Chicory, Heather
wehleidig	Chicory, Heather
Verlust des Besitzers oder eines Artgenossen	Star of Bethlehem, Honeysuckle, Walnut, Sweet Chestnut

ABC der Verhaltensweisen und Erkankungen	benötigte Bach-Blüten
Juckreiz	
bei Hautirritationen	Crab Apple, Impatiens, Rescue Creme
Reinigung von Leber, Milz und Nieren	Honeysuckle
innere Anspannung soll weggekratzt werden, Ungeduld	Impatiens
ständiges Kratzen als Überreaktion	Cherry Plum
heftig	Holly
→ Allergie, Anspannung, Parasiten, Hauterkrankungen	
Jungtiere	
Geburtsschock überwinden	Rescue oder Star of Bethlehem
von Geburt an schwächlich	Wild Rose, Hornbeam
jammert beim neuen Besitzer nach der Mutter	Honeysuckle, Walnut
fehlendes Selbstvertrauen nach Handaufzucht	Cerato
will nicht mit Artgenossen spielen, kein normales Sozialverhalten	Cerato
schmiegt sich ängstlich an den Menschen	Cerato, Aspen
unwillig, fühlt sich eingeengt	Agrimony
traurig, einsam	Agrimony
ablenkbar, will ständig etwas anderes	Agrimony
kann Erfahrungen nicht verarbeiten	Agrimony, Chestnut Bud, Willow, Pine
→ Geburt, Kontaktschwierigkeiten	

K	
Kämpfer	
angriffslustig, kampfbereit	Beech, Holly, Vine
hält tapfer durch, kann eigentlich nicht mehr	Oak
körperlich erschöpft	Olive, Hornbeam
müde nach Misserfolgen, will nicht mehr kämpfen	Willow
kämpft nicht mehr für Besserung, gibt auf	Wild Rose
→ aufgeben, Aggression, Opfer	
Karzinom → Krebs	
Kastration	Rescue, Walnut, Honeysuckle, Holly
	Der Eingriff hat hormonelle Folgen, kann u. a. zu Schwäche des Bewegungsapparates und Inkontinenz führen.

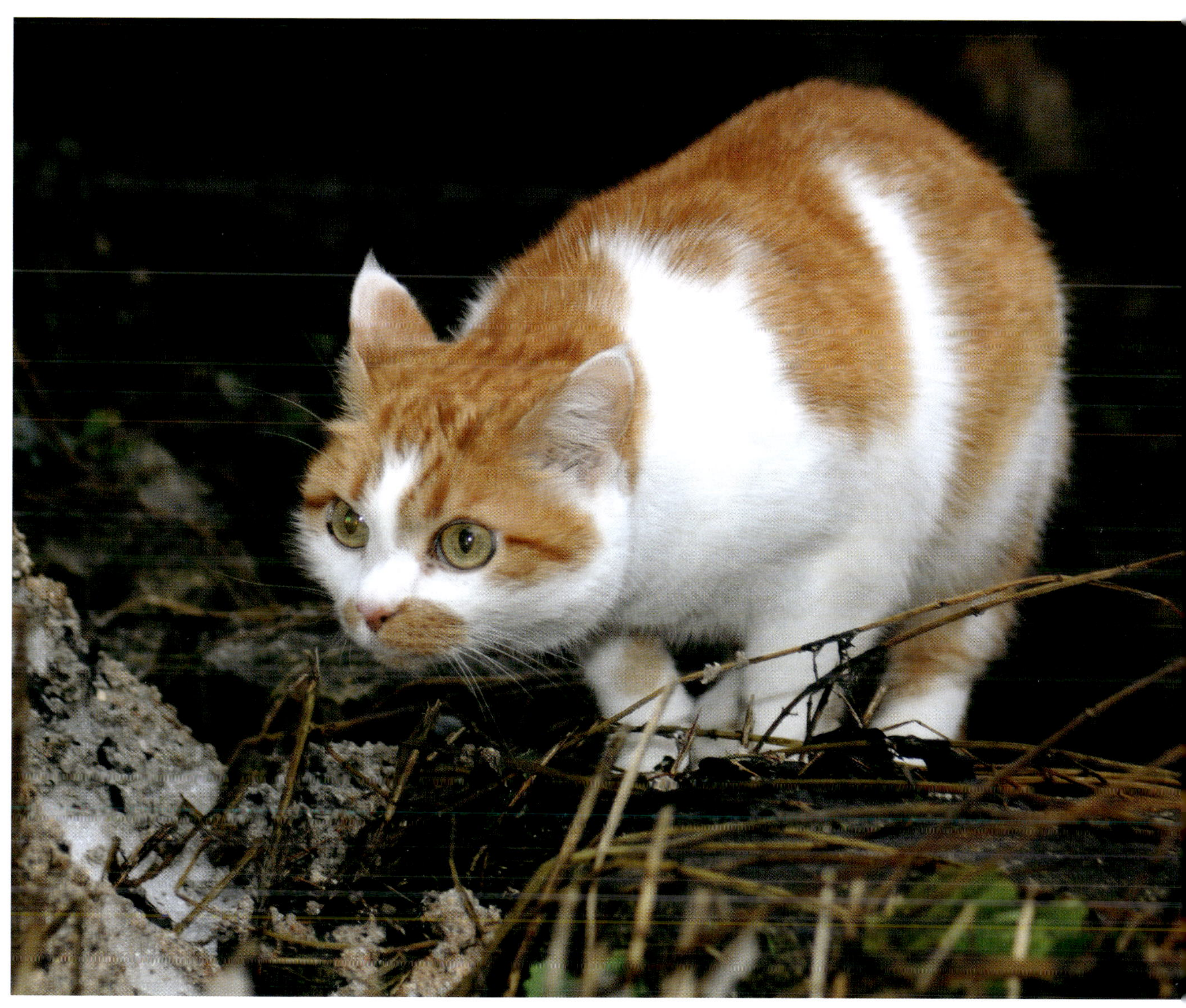

ABC der Verhaltensweisen und Erkankungen	benötigte Bach-Blüten
Katzentoilette	
Katze benutzt sie nicht	
aus großem Sauberkeitsempfinden	Crab Apple, Streu wechseln oder Schicht dicker machen, öfter reinigen, Dach abnehmen (Gerüche!), eine andersartige Toilette danebenstellen
benutzt Platz direkt daneben	Beech, Streu wechseln
liegt in zu unruhiger Umgebung (im Durchgang, nahe lärmenden Geräten)	Platz wechseln
fremde Gerüche	Platz wechseln
zu nah beim Futter-, Schlaf-, Ruheplatz	Platz wechseln
nur eine Toilette für mehrere Katzen	für jede Katze eine eigene Toilette anschaffen
Toilette nicht geräumig	eine größere anschaffen
setzt nur Urin außerhalb der Toilette ab → Markieren	
verteidigt Toilette heftig gegen Menschen	Vine, Holly
→ Stubenunreinheit, Markieren in der Wohnung	Die Tür zum Raum mit der Katzentoilette muss immer offen sein.
Kehlkopf	Water Violet, Star of Bethlehem
Kiefer	
Schmerzen im Kiefergelenk durch nächtliches Zähneknirschen	White Chestnut
→ Zahn	
Kläffen → Lautäußerungen	
Klammern	
sucht Körperkontakt, läuft freiwillig bei Fuß	Chicory, Heather, Cerato
Hund: Beinklammern → Sexualverhalten	
Klimawechsel	
wird schlecht vertragen	Scleranthus Langfellige Tiere und Schlittenhunde nicht in südliche Hitze!
Knochen	
Bruch	
geschlossen	Rescue, Rescue Cream
kompliziert, lang andauernd	Holly, Larch, Gentian, Gorse

ABC der Verhaltensweisen und Erkankungen	benötigte Bach-Blüten
zur Stärkung des Knochens	Olive
empfindliche Knochen und Haut	Cerato
→ Gelenkschwäche, Arthritis, ED, HD, Rheuma	
Kolik	Rescue, Vervain
im Verdauungstrakt, weil innerlich angespannt, unruhig	Impatiens
heftige Leibschmerzen	Holly
→ Magen, Galle, Nieren, Dickdarm, Dünndarm, Blähungen, Krampf, Anspannung, Nervosität, Unruhe	kann lebensgefährlich sein, zum Tierarzt!
Koma	Rescue, wenigstens Clematis
→ Bewusstlosigkeit	
Kommen	
kommt nicht auf Zuruf	
weil zu dominant	Vine (Centaury für die Bezugsperson, die sich nicht durchsetzen kann)
weil aufsässig	Holly, Cherry Plum, Beech, Vine, Willow
weil zu stolz	Water Violet
weil abwesend, verträumt	Clematis
nimmt Hör-/Sichtzeichen nicht wahr	Chestnut Bud, Augen/Ohren prüfen lassen
Kontaktschwierigkeiten	
mit Artgenossen	
weil überheblich, lehnt andere ab	Beech
weil zu dominant	Vine
weil Selbstbewusstsein fehlt	Larch, Cerato
Angst	Mimulus, Aspen, Pine, Cherry Plum
will nicht angefasst werden	
weil unnahbar (isoliert sich, flüchtet)	Water Violet, Pine
aus Angst vor Schmerz	Mimulus, Beech
mag nicht spielen	
wirkt steif und ungelenk	Rock Water
weil stolz, zurückgezogen, lieber allein	Water Violet
unverträglich, schnell beleidigt, misstrauisch	Beech, Willow, Chicory, Gentian
will immer Körperkontakt	Heather
→ scheu	

ABC der Verhaltensweisen und Erkankungen	benötigte Bach-Blüten
Konzentrationsschwäche	
kann keinen Anfang finden	Wild Oat
bleibt nicht bis zum Ende bei der Sache	Wild Oat
abgelenkt durch zu viele immer wiederkehrende Gedanken	White Chestnut
hat den Blick für das Wesentliche verloren	White Chestnut
Mangel an Aufmerksamkeit	White Chestnut
zerstreut, sieht und hört nichts (Unfallgefahr!)	White Chestnut
Flucht in andere Gedanken (Prüfung!)	White Chestnut
neigt durch mangelnde Konzentration zu Verletzungen	Centaury, Chestnut Bud
unaufmerksam, ungelehrig, ruhelos	Chestnut Bud, Impatiens, Agrimony
verträumt, wenig Interesse	Clematis
zu sehr auf andere fixiert	Cerato
Überforderung, geistige Schwäche, zu viel gelernt ohne körperlichen Ausgleich	Hornbeam
zu viele Ängste	Mimulus, Cherry Plum
entscheidungsunfähig	Scleranthus
ständig unkonzentriert, oberflächlich, wenig lernfähig	Chestnut Bud
zu viel zugemutet, müde	Centaury, Elm, Oak, Olive
freut sich über jede Ablenkung	Agrimony
verliert schnell die Lust	Agrimony
mangelndes Selbstvertrauen	Larch
angespannt	Cherry Plum
nach Lebensumstellung	Honeysuckle
→ unaufmerksam	Bei Ausbildung, Sport: Das Tier besser motivieren! Kleinste Erfolge sofort belohnen, konditionieren, z. B. mit Clicker-Training.
kopfloses Verhalten	
Panik nach Kampf, Unfall	Cherry Plum
zum Überwinden	Rescue
übertriebene Handlungen, z. B. ständiges Kratzen	Cherry Plum, White Chestnut
Gefühlsausbrüche nach innerer Anspannung, keine Kontrolle über Denken und Handeln	Cherry Plum

ABC der Verhaltensweisen und Erkankungen	benötigte Bach-Blüten
Kopfschmerzen	
akut	Rescue
nervös bedingt	Impatiens, Agrimony
festgesetzte Energie	Beech
wegen Leberschwäche	Impatiens, Olive, Oak, Aspen
Störung der Bauchspeicheldrüse	Gorse, Wild Oat, Vine, Cerato
Verspannung der Halswirbelsäule	Gorse, Oak, Centaury, Wild Rose, Olive, Water Violet, Impatiens
geistige Anspannung	Hornbeam
körperliche Anspannung	Cherry Plum
stellt zu hohe Anforderungen an sich	Elm, Oak, Vervain
Dauerstress	Rock Rose, White Chestnut
unbewusst herbeigeführt, um einem Ereignis aus dem Weg zu gehen	Mimulus
nervöse Spannungsschmerzen durch Grübeln	White Chestnut
→ wetterfühlig	+ Vervain
→ Schmerzen	
Kraft, fehlende	
allgemein geschwächt, geistig wie körperlich	Olive, Hornbeam
bei Krankheit	Olive, Wild Oat
erschöpft, weil überarbeitet (z. B. beim Sport, als Blindenführhund, Rettungshund)	Oak
hält bis zur Erschöpfung durch, will gefallen	Centaury
wirkt schwächlich	Centaury
schwächlich von Geburt an	Wild Rose, Hornbeam
hat keine Kraft mehr, ist immer müde, resigniert	Wild Rose
Lebensangst	Mimulus
lebt in der Vergangenheit, will nicht für die Gegenwart leben und kämpfen	Honeysuckle
hält sich für unfähig, schuldig	Larch, Pine
→ abgeschlafft, durchhalten, Erschöpfung	
Krallen	
Angst beim Krallenschneiden	Mimulus, Rock Rose oder Rescue
gebrochen, verletzt	Rescue
fallen ab	Tierarzt: SLO prüfen (→ Autoimmunerkrankung)

ABC der Verhaltensweisen und Erkankungen	benötigte Bach-Blüten
trocken, spröde, zerbröseln	Schüßler-Salze Nr. 1 und 11, Tierarzt: Zink prüfen (ggf. Schüßler-Salz Nr. 21 + zinkhaltige, rohe Kost, z. B. gemahlene Nüsse).
→ Amputation	
Krampf	
vermeiden	Rescue
Neigung dazu (Überzüchtung)	Cherry Plum
aus Angst, Verspannung	Aspen, Mimulus
durch Anspannung, weil immer in Eile	Impatiens
innere Anspannung (Haltungsfehler)	Impatiens, Agrimony
periodisch auftretend	White Chestnut
unregelmäßig wiederkehrend	Chestnut Bud
innerlich verkrampft, Verstopfung	Agrimony, Cherry Plum
Muskelkrampf durch Überlastung	Agrimony, Oak
angespannt, unruhig, wiederholt krank	White Chestnut
arbeitet verkrampft	Oak, Rock Water
→ Husten, Epilepsie, Bewusstlosigkeit, Nervosität, Unruhe, Anspannung	
Krankheit	
ständige Neigung dazu	Clematis, Holly, Centaury
anfällig, zarter Körperbau, Lebensangst	Mimulus
will nicht ausheilen	Clematis, Wild Oat, White Chestnut
völlig apathisch, schwacher Selbsterhaltungstrieb, kämpft nicht	Clematis
heftig	Holly
entzündlich	Holly
richtig ausheilen	Crab Apple, White Chestnut, Wild Oat
verhindern	
Reinigungswirkung, Keime ausschwemmen	Crab Apple
Ansteckung vermeiden	Crab Apple, Walnut
Entschlackung (als Frühjahrskur und nach medikamentöser Therapie, besonders nach Antibiotika, Cortison, Hormongaben, Beruhigungsmitteln)	Crab Apple + Olive zur Stärkung
Zweifel an der Genesung, Kraft fehlt	Gentian (besonders für den Tierhalter!)
ständig Rückfälle	Gentian, Chestnut Bud

ABC der Verhaltensweisen und Erkankungen	benötigte Bach-Blüten
periodisch oder sporadisch auftretend (Krämpfe, Husten)	White Chestnut, Chestnut Bud
dieselbe Krankheit tritt immer wieder auf	Chestnut Bud, White Chestnut
ungeschicktes Verhalten als Ursache, z. B. Magen-Darm-Erkrankung durch Stress	Chestnut Bud, bei Stress + Elm
chronisch, ohne Hoffnung	Gorse, Olive
Panik, Todesnähe, da völlig hoffnungslos	Rock Rose
Genesung geht nicht voran	Larch
soll nicht chronisch werden	Larch
plötzlich auftretend	Mustard, Rock Rose
langwierig, schwer, stark Kräfte zehrend	Oak, Centaury, Olive, Wild Rose
mutet sich trotz Krankheit viel zu	Oak
fühlt sich durch Krankheit an Pflicht gehindert	Oak, Rock Water
tiefe Hoffnungslosigkeit (Augenausdruck!)	Rock Rose, Gorse, Sweet Chestnut, Wild Rose
unklare Zustände oder Anzeichen	Scleranthus, Wild Rose
teils besser, teils schlechter	Scleranthus, Walnut, Clematis
endgültige Ausheilung nach erneutem Ausbruch	Walnut
nach langer, schwerer Krankheit	Sweet Chestnut, Olive
keine Hilfe scheint mehr möglich	Sweet Chestnut
heilt nicht aus, Kraft zur Ausheilung fehlt	White Chestnut, Wild Oat
undefinierbare Erkrankung, allgemeines Unwohlsein	Wild Oat
schlecht heilende Wunde	Wild Oat, Holly, Honeysuckle, Gorse
Verstauchung, Zerrung, Prellung	Wild Oat
Therapieversagen, nichts hilft (zur Klärung)	Wild Oat, Holly
Resignation	Wild Rose (auch für den Tierhalter!)
Verschlechterung des Allgemeinbefindens	Wild Rose
Schmerzen ohne äußere Anzeichen	Wild Rose
schwächlich von Geburt an	Wild Rose, Hornbeam
wehleidig	Chicory, Heather
Flucht in die Krankheit, um Mitleid zu erhalten	Chicory, Heather
fühlt sich ungerecht behandelt, grollt	Willow
müde nach Misserfolgen, will nicht mehr	Willow
innere Unruhe	Willow, Impatiens

ABC der Verhaltensweisen und Erkankungen	benötigte Bach-Blüten
trotz Krankheit zu Späßen aufgelegt	Agrimony
vorgetäuschte Krankheit	Agrimony
weil das Tier früher einmal die Krankenpflege genoss (Taktik)	Chicory
um im Mittelpunkt zu stehen	Heather
unbewusst: als Entschuldigung für Untätigkeit	Larch
unbewusst, um einem Ereignis aus dem Weg zu gehen	Mimulus
für den Tierhalter, der sich zu sehr sorgt und damit die Genesung blockiert	Red Chestnut
Depression (verschlimmert jede Erkrankung, verlangsamt die Heilung, führt früh zum Tod)	Gentian, Gorse, Wild Rose
Kratzbaum (Katze)	
wird gemieden	
verweigert, Katze benutzt Möbel als Zeichen ihrer Dominanz	Vine, Vervain – Kratzbaum auf den Weg zwischen Schlaf- und Futter- oder Aussichtsplatz stellen, Möbel-Ecken mit Folie verkleiden
Kratzbaum neu bespannt	mit Pfote sanft gewöhnen (eigener Duft!)
wird verteidigt oder übertrieben markiert	Vine, Vervain, Holly
kratzen	
kratzt sich ständig	Crab Apple, Cherry Plum
→ Parasiten, Stress, Langeweile, Übersprungshandlung, Hauterkrankungen	
Krebs	
verhindern nach einschneidendem Verlust	Chicory, Honeysuckle, Star of Bethlehem (über längere Zeit)
Allgemeinbehandlung	Rescue, Mimulus, White Chestnut
Magenkrebs	+ Gentian, Willow, Wild Rose
Dickdarmkrebs	+ Clematis, Impatiens, Mustard
Leberkrebs	+ Impatiens, Olive, Oak
Lungenkrebs	+ Chicory, Red Chestnut, Honeysuckle
Bauchspeicheldrüsenkrebs	+ Cerato, Vine, Wild Oat
Kehlkopfkrebs	+ Water Violet (wird Rescue gleichzeitig gegeben, können Clematis und Impatiens entfallen)

ABC der Verhaltensweisen und Erkankungen	benötigte Bach-Blüten
wuchert, Metastasen	Vine, Holly
Angst vor Krankheit/Behandlung	Mimulus
denkt an nichts anderes mehr	White Chestnut
sauer sein (mental sowie körperlich übersäuert)	Vervain, Cherry Plum, Scleranthus + Schüßler-Salz Nr. 9 + Apfelessig
ausgelöst durch Aggression gegen sich selbst, Groll	Willow
Abwehrstärkung	Centaury
bei Schmerzen	Holly
schnelle Metastasenbildung durch Stress	Elm
ausleiten von Fremdstoffen	Crab Apple
heftiger Verlauf, Schmerzen	Holly
gegen die Panik	Rock Rose
traumatisch	Star of Bethlehem
gegen Hoffnungslosigkeit	Gorse, Sweet Chestnut, Wild Rose
bei Depressionen	Mustard, Gentian
akzeptiert die Situation nicht, sehnt sich zurück	Walnut, Honeysuckle
Entscheidung zum Leben oder Sterben erleichtern	Gorse, Rescue
zur Stärkung, Sauerstoff zuführen (tötet Krebszellen)	Olive
Chemotherapie verkraften	Olive, Centaury Chemotherapie wird besser verkraftet, wenn zuvor ein paar Tage gefastet wird.
→ Immunsystem	Immunsystem stärken! Unterstützung der Heilung durch verdünnte Calendula-Tinktur (Ringelblumenextrakt), innerlich und äußerlich Achtung: Bei alten Tieren führt eine Operation oft zum baldigen Tod, da der Krebs leicht streut.
Ursachen, von denen Experten ausgehen	
Schwermetallvergiftung: ausleiten	Crab Apple + Schüßler-Salz Nr. 10 + Zeolith-Pulver
zellulärer Sauerstoffmangel	Olive + viel Bewegung im Freien

ABC der Verhaltensweisen und Erkankungen	benötigte Bach-Blüten
Stoffwechselazidose	Vervain, Cherry Plum, Scleranthus + Schüßler-Salz Nr. 9 + Apfelessig
emotionale, seelische Probleme	individuell
Merken: Gewebsübersäuerung fördert Krebs. Basenbildende Kost anbieten (rohes Gemüse, Apfelessig ins Trinkwasser). Schüßler-Salz Nr. 9 hilft beim Wiederherstellen des natürlichen Säure-Basen-Gleichgewichts. Naturmittel gegen Krebs sind z. B. Zitrone, Lapacho-Tee, Jiaogulan („Kraut der Unsterblichkeit").	
Kreislaufstörungen	Star of Bethlehem, Beech, Chestnut Bud, Water Violet
durch zu hohe Anforderungen	Elm
→ Blutdruck, Durchblutungsstörungen	
Kritik	
kritiklose Unterordnung, „underdog"	Centaury
eifrig, will keinen Anlass zu Kritik geben	Chicory
intolerant, greift sofort an	Beech
kann Kritik nicht vertragen	
als naive Reaktion	Heather
aus Hochnäsigkeit	Water Violet
aus Minderwertigkeitsgefühl	Larch
Kummer	
zum Trost nach einschneidendem Ereignis	Star of Bethlehem, Honeysuckle
mutlos durch ein Ereignis	Gentian
bei Kummer harmoniebedürftig	Agrimony
Kupieren	
gegen Schock und Schmerz	Rescue, Rescue Cream, Holly
um die neue Situation anzunehmen	Walnut, Honeysuckle
	In Deutschland besteht ein Kupierverbot mit wenigen Ausnahmen, z. B. für die Rute bei jagdlich geführten Hunden.
kurz	
Angst, zu kurz zu kommen	
Neid, Eifersucht	Holly, Mimulus
will stets im Mittelpunkt stehen	Heather

ABC der Verhaltensweisen und Erkankungen	benötigte Bach-Blüten
Kurzschlusshandlung	
überschießende Reaktion	Cherry Plum
großer innerer Druck, Verkrampfung	Cherry Plum
erbarmungsloser Angriff	Cherry Plum
dreht durch, ist nicht ansprechbar	Cherry Plum

L	
Lähmung	
durch Panik, Schreck, Todesangst	Rescue oder Rock Rose
Lampenfieber	Rescue
für Selbstbewusstsein, gegen Unsicherheit und Versagensangst	Larch, Cerato
gegen den Stress	Elm
zum Durchhalten bei Mutlosigkeit, Zweifeln	Gentian
gegen das Gefühl, es nicht zu können	Pine
gegen Angst	Mimulus
Interesse an der Gegenwart stärken	Clematis
Konzentrationsschwäche	White Chestnut, Chestnut Bud, Agrimony, Clematis
sich wiederholende Fehler vermeiden	Chestnut Bud für Tier und Halter
Langeweile	
hat nichts zu tun	Hornbeam
hat zu nichts Lust	Wild Rose
unausgefülltes Leben	Wild Oat, Agrimony
orientierungslos, zu viel zur Wahl	Wild Oat
fordert ständig Aufmerksamkeit	Chicory, Heather
apathisch, unbefriedigt, schläft viel	Clematis
müde durch → Routine	
→ Rupfen	Lebensumstände ändern!
Merken: Hunde und Katzen brauchen viel Schlaf, um sich zu regenerieren. Man tut ihnen nicht unbedingt etwas Gutes, wenn man sie ständig beschäftigt. Unruhe fördert Nervosität, Schlafmangel fördert Krankheit.	

ABC der Verhaltensweisen und Erkankungen	benötigte Bach-Blüten
lästig	
wehrt eine lästige Aufgabe nicht ab	Centaury, Walnut
→ aufdringlich	
läufig → brünstig	
launisch	
missmutig, immer schlecht gelaunt	Willow
wechselnde Stimmungen	Wild Oat
unruhig, Stimmungsschwankungen	Scleranthus
misstrauisch	Willow, Gentian
zieht sich schnell in Schmollwinkel zurück	Willow
momentanes Stimmungstief	Elm
plötzliche Temperamentsausbrüche	Cherry Plum
Lautäußerungen	
fordert Zuwendung, spielt sich auf	Chicory, Heather, Agrimony
kann nicht schweigen	Heather
murrt, knurrt, maunzt vor sich hin	Willow, White Chestnut
aus Angst	Aspen, Mimulus
nachts grundlos ununterbrochen	Aspen, Cherry Plum
verweigert/verbellt grundlos an immer derselben Stelle	White Chestnut, Chestnut Bud
belegte Stimme	Water Violet, Star of Bethlehem
→ Langeweile, Selbstgespräche, allein sein	
Läuse → Parasiten	
Lebensfreude	
gewinnen, bei grundloser Traurigkeit	Mustard
aktivieren	
bei altem Tier, das sich nach früher sehnt	Honeysuckle
nach Wechsel der Lebensumstände	Honeysuckle, Walnut
bei Flucht aus der Realität in die Vergangenheit (Besitzerwechsel, Partner gestorben)	Honeysuckle, Gorse
bei Antriebsarmut, Teilnahmslosigkeit	Clematis
kein Lebensmut mehr, verzweifelt	Sweet Chestnut

ABC der Verhaltensweisen und Erkankungen	benötigte Bach-Blüten
mit dem Schicksal abgefunden, akzeptiert die ungeliebten Zustände klaglos, Lebensgeister sollen geweckt werden	Wild Rose
mürrisch, grollt	Willow
müde durch Routine	Hornbeam
zu hart zu sich selbst	Rock Water, Oak
Lebensangst	Mimulus
Schuldgefühle, kann sich nicht freuen	Pine
→ Apathie, Depression, Resignation, Erschöpfung, Interesselosigkeit, Introvertiertheit, Vitalität	
Lebenswille	
erhalten	Rescue
schwacher Selbsterhaltungstrieb, Tagträumer	Clematis
hat keinen Lebensmut mehr	Sweet Chestnut
keine Vitalität, keine Lebensfreude	Wild Rose
Lebensangst, empfindlich	Mimulus
Entscheidung zum Leben oder Sterben herbeiführen	Rescue, Gorse
Leber	Aspen, Oak, Olive, Impatiens
unterstützen, Giftstoffe beseitigen	Crab Apple, Honeysuckle
Leberschwäche (auch dadurch Kopfschmerz)	Aspen, Oak, Olive, Impatiens
zum Schutz und zur Stärkung der Leber, für Funktionstüchtigkeit	Chicory, Agrimony
wenn Angst und Kummer die Leber zerfrisst, das Tier in ständiger Spannung lebt	Mimulus, Cherry Plum
bei Ungeduld, fehlender Ruhe, heftigen Reaktionen	Impatiens
bei Aggressionen	Holly
lecken	
(sch)leckt auffallend viel	Chicory
putzt sich ständig	Crab Apple
Leckekzem durch übertriebenes Putzen	Crab Apple, Cherry Plum, Chicory
→ Pfotenlecken, Ballen, Rupfen	
leichtsinnig	
unvorsichtig, verletzt sich schnell	Chestnut Bud
möchte mehrere Dinge auf einmal tun	Wild Oat
→ Abenteuerlust	

ABC der Verhaltensweisen und Erkankungen	benötigte Bach-Blüten
leiden	
leidet bei Streit, harmoniebedürftig	Agrimony
wurde gequält	Rescue, Aspen, Pine
lässt sich alles gefallen, kein eigener Wille	Centaury
kann schlimme Zeit nicht vergessen	Honeysuckle, Star of Bethlehem, Pine
„sucht" das Leid	
fühlt sich schuldig	Pine
Pechvogel	Gentian
macht immer denselben Fehler	Chestnut Bud
Seelenschmerz, unerträgliche Qual	Sweet Chestnut
→ quälen, Tierheim, Tod, Apathie	
Leinenführigkeit	
zerrt	
aus Ungeduld	Impatiens
aus Dominanz	Vine, Beech
aus Übereifer	Vervain, Oak
bleibt zu eng bei Fuß	
klammert sich an den Menschen, braucht Körperkontakt	Chicory, Heather, Cerato
fehlendes Selbstvertrauen	Cerato, Larch
willenlos, zu gehorsam	Centaury
→ Auslauf, fehlender	
Leistung	
setzt sich selbst unter Leistungszwang	Oak
hart zu sich selbst	Rock Water
lässt sich für Lob zu viel Leistung abverlangen	Centaury
→ Erschöpfung, lernen, Talente	
lernen	
Lernfähigkeit steigern	Chestnut Bud, Heather
unmotiviert, Tagträumer	Clematis

ABC der Verhaltensweisen und Erkankungen	benötigte Bach-Blüten
Lernblockade	Chestnut Bud, Hornbeam, White Chestnut
durch Stress	Elm, Rock Rose (Stress verhindert das Lernen!)
hat Schwierigkeiten, etwas zu begreifen	Chestnut Bud
macht immer dieselben Fehler, lernt nicht aus den Fehlern der Vergangenheit	Chestnut Bud, Gentian
unbeholfen	Chestnut Bud
Schwierigkeiten bei der Erziehung	
weil das Lernen schwerfällt	Chestnut Bud
weil das Tier zu schnell abgelenkt ist	Agrimony
weil das Tier zu dominant ist	Vine, Vervain, Beech
Lernschwierigkeiten	Larch
Merkfähigkeit steigern	Chestnut Bud
Wahrnehmungsfähigkeit steigern	Chestnut Bud, Clematis
müde, zu viel gelernt ohne körperlichen Ausgleich	Hornbeam
für Zuversicht	Gorse
wiederkehrende Schwierigkeiten bei gleichen Aktionen	Chestnut Bud, White Chestnut
das Tier scheint viele „Baustellen" zu haben, der Trainer probiert viel herum, erkennt aber das Grundproblem nicht	Wild Oat für Mensch und Tier
	Nicht jeder Trainer ist ein guter Trainer. Bitte nachforschen, ob die Hundeschule, die mit „gewaltfrei" wirbt, oder der angebliche Pferdeprofi wirklich gut sind. „Experten" machen manches Mal mehr kaputt als heil.
→ Konzentrationsschwäche	

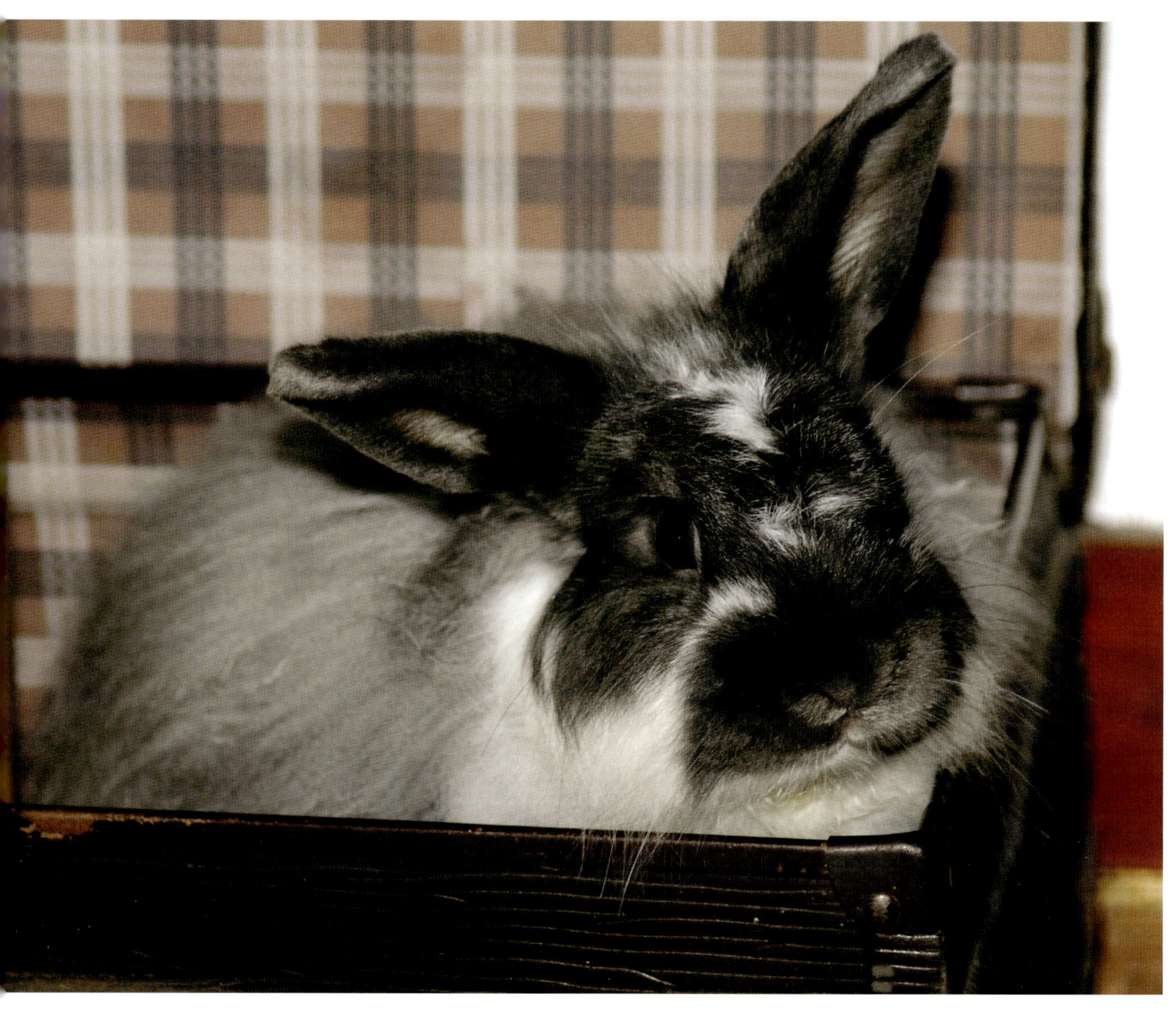

<table>
<tr><th>ABC der Verhaltensweisen und Erkankungen</th><th>benötigte Bach-Blüten</th></tr>
<tr><td colspan="2">Merken:
Wenn der Tierhalter/Trainer ungewollt das Lernen vereitelt, braucht er:
• Centaury
wenn er inkonsequent ist, zu „weich“ ist, Babysprache verwendet.
• Vine, Chicory
wenn er nur körperliche Überlegenheit ausstrahlt (das Tier erkennt den Führungsanspruch nicht an), das Tier unter Druck setzt („Du tust, was ich sage, oder …!“), zu Zwangsmaßnahmen greift, z. B. beim Hund Stachelhalsband, Stromstöße. Ein guter Trainer motiviert das Tier so, dass es gehorchen möchte, nicht muss.
• Impatiens, Beech
wenn er Hektik verbreitet, Stress verursacht, die Geduld verliert, besserwisserisch zu viel kritisiert und (als Trainer) den Tierhalter verwirrt.
• Holly, Cherry Plum
wenn er aggressiv wird, straft, schreit, ausrastet.
• Gorse
wenn er kurz vor dem Aufgeben ist (Tiere spüren das).
• Oak, Vervain
wenn er zu ehrgeizig ist und dem Tier zu viel abverlangt.
• Rock Water
wenn er stur „nach Schema F“ vorgeht, nicht flexibel ist, nicht individuell auf das Tier eingeht und das Tier den Spaß am Lernen verliert.
• Willow, Chestnut Bud
wenn er sich weigert, die Schuld bei sich selbst zu suchen, und immer wieder denselben Fehler macht.
• Heather
wenn er zu viel redet und das Tier nicht mehr zuhört.</td></tr>
<tr><td colspan="2">Liebe</td></tr>
<tr><td>über den Tod hinaus, kein Platz für Neues</td><td>Star of Bethlehem, Honeysuckle, Walnut, Clematis</td></tr>
<tr><td colspan="2">lieblos > Härte, Aggression, Dominanz</td></tr>
<tr><td colspan="2">liebebedürftig</td></tr>
<tr><td>Liebe fehlt</td><td>Holly</td></tr>
<tr><td>braucht jemanden, der sich kümmert</td><td>Heather</td></tr>
<tr><td>will immer gestreichelt werden</td><td>Heather, Chicory</td></tr>
<tr><td>sucht ständig Körperkontakt</td><td>Heather, Chicory</td></tr>
</table>

ABC der Verhaltensweisen und Erkankungen	benötigte Bach-Blüten
schmiegt sich aus Angst an den Menschen	Cerato, Aspen, Cherry Plum
ängstlich, sucht die Nähe von Mutter oder Kontaktperson	Mimulus
will immer spielen	Heather, Chicory
alles muss nach seinem Kopf gehen	Heather, Chicory
will im Mittelpunkt stehen	Heather, Chicory
genießt übermäßige Fürsorge bei Krankheit	Heather
täuscht Krankheit vor, z. B. humpelt nur im Beisein der Bezugsperson	Heather, Chicory
will Lob	Centaury
fordert ständig Aufmerksamkeit und Zuwendung (evtl. durch provozierte Strafe)	Chicory, Heather
wehleidig bei Krankheit	Chicory, Heather
nach Umstellung der Lebenssituation (Besitzerwechsel)	Walnut, Honeysuckle, Cerato
braucht Trost	Star of Bethlehem, Honeysuckle
Lob	
braucht Lob und Anerkennung	Centaury
Lob löst unangenehmes Gefühl aus	
fühlt sich minderwertig	Larch
vermeintlich nicht verdient	Pine
loslassen	
Gefühle	Cherry Plum
altes Lernschema loslassen, um Neues zu erfassen	Chestnut Bud
Tagträume	Clematis
die Vergangenheit, Erinnerungen	Honeysuckle
eine seelische Erschütterung (Blockade lösen)	Star of Bethlehem
Erlösung nach Rückzug	Sweet Chestnut
Neubeginn ohne bedauernden Rückblick	Walnut
eigene Isolation aufgeben	Water Violet
ständig wiederkehrende Gedanken stoppen	White Chestnut
Sorgen um andere, zu enge Beziehung	Red Chestnut
→ Sterbehilfe	
Lunge	Walnut, Honeysuckle, Red Chestnut, Chicory
→ Atemwegserkrankung, Husten, Krebs	

ABC der Verhaltensweisen und Erkankungen	benötigte Bach-Blüten
Lust	
verliert schnell die Lust	Agrimony
sehr klug, interessiert sich bald für etwas anderes	Wild Oat
apathisch, zu nichts Lust	Wild Rose
Spielverderber, immer schlecht gelaunt	Willow
Unlust durch Resignation	Wild Rose
Gleichgültigkeit, Dahinvegetieren	Wild Rose
→ Depression, Sexualverhalten	

M	
Macht	
strebt danach, hat keine Führungsqualität	Vine
drängt anderen seinen Willen auf	Vine
will seine Ziele durchsetzen (ohne Tyrannei)	Vervain
will andere durch ständige Einmischung beherrschen	Chicory
drängt sich auf, blockiert andere körperlich	Heather

Merken:

Macht braucht man, wenn man Druck ausüben und etwas Böses tun will.

Für alles andere reichen natürliche Autorität und Liebe!

Unterschiede: Macht, Führungspersönlichkeit, Dominanz

- Vervain
  kennzeichnet im positiven Potenzial den geborenen Anführer mit natürlicher, souveräner Autorität (hat Gewalt nicht nötig) und Sinn für Gerechtigkeit – im negativen Potenzial ein Lebewesen, das sich für unfehlbar hält, andere fanatisch überzeugen will und dabei die eigenen Bedürfnisse vernachlässigt.
- Vine
  ist der ungeeignete Führer, machthungrige Herrscher und Tyrann, der über Leichen geht.
- Beech
  ist intolerant, duldet niemanden im eigenen Revier.
- Chicory
  setzt andere unter Druck (Lohn und „Liebe" gegen Leistung). Die anderen müssen gehorchen, wenn sie in Aussicht gestellte Vorteile genießen wollen (Erpressung).

ABC der Verhaltensweisen und Erkankungen	benötigte Bach-Blüten
Magen	Gorse, Wild Rose, Willow, Gentian
zu wenig Anerkennung, Liebe	Chicory
hat sich überfressen	Crab Apple
Geschwür, Entzündung	
durch heruntergeschluckten Ärger, Aggressivität	Holly
durch Stress	Elm, Holly
durch Dauerstress, Panik	Rock Rose
durch Angst	Aspen, Mimulus, Holly
durch Groll	Willow
→ Krebs	
Magen-Darm-Erkrankung	
entzündlich, z. B. IBD	Rescue, Holly
durch Stress, macht immer denselben Fehler	Elm, Chestnut Bud
plötzlich, heftig	Rock Rose
durch nichts zu beheben	Rock Rose
→ Magen, Dünndarm, Dickdarm, Durchfall, Verstopfung	Eine gründliche Diagnose durch den Tierarzt ist nötig, ggf. Spezialfutter.
Manipulation	
will die Spielregeln bestimmen, z. B. Hund läuft mit Ball davon	Chicory
macht durch Aktivität auf sich aufmerksam, z. B. zerstört Möbel, Bettelblick, ist sehr anhänglich	Chicory, Heather
unterdrückt andere	Chicory, Vine
Merken: Manipulation jeder Art schadet sehr! Manipuliert der Mensch das Tier (z. B. gibt Futter nur gegen Leistung, lockt ein Tier mit Futter in eine Falle), ist dies ein sehr übler Charakterzug (Chicory: Vorteil verschaffen, Vine: beherrschen), der sich in den Körperzellen des Menschen krankhaft manifestieren kann: Chicory-Verhalten möglicherweise in der Lunge (dem Lungenmeridian zugeordnet), Vine-Verhalten als Diabetes (Milz-Pankreas-Meridian) oder gar als Krebs (überwuchert alles).	
Markieren in der Wohnung	
Hund (→ allein sein, Blase)	Vine, Vervain, Beech

ABC der Verhaltensweisen und Erkankungen	benötigte Bach-Blüten
Katze	
markiert ihre Stammplätze nicht	Centaury, Cerato, Larch
markiert übertrieben die Stammplätze in der Wohnung durch Urin oder Kratzspuren (→ Kratzbaum)	Vine, Vervain, Beech
markiert wegen Veränderung in der Familie (Baby, anderes Haustier, neue oder fehlende Bezugsperson)	Honeysuckle, Walnut, Cerato, Heather
markiert wegen Veränderung im Haus (neue oder umgestellte Möbel)	Honeysuckle, Walnut
markiert, weil viele Katzen auf engem Raum zusammenleben müssen	Vine, Beech – eigene Reviere schaffen Schlaf-, Futter-, Toilettenplatz, verschiedene Räume
markiert, weil zu wenig Ansprache	Heather
bei Rolligkeit mangels Kater	Cherry Plum, Agrimony Allgemein: Geruch beseitigen, gut säubern – keine ammoniakhaltigen Putzmittel, die zum erneuten Urinieren anregen Katze: Toilette über die Markierplätze am Boden stellen, erhöhte Markierplätze mit Plane abdecken
übertriebenes Markieren im Revier	
aus Angeberei, Machthunger	Vine, Vervain, Beech, Chicory
aus übersteigerter Sexualität	Agrimony, Wild Oat, Cherry Plum
→ Katzentoilette	
Massage	Rescue Cream + Walnut oder kalt gepresstes Olivenöl + Rescue + Walnut
Maulhygiene	
Zahnstein, Zahnfäule	Crab Apple
Entzündungen (Zahnfleisch, Mandeln)	Crab Apple, Holly
→ Zahn	
Medikamente	
Reste ausschwemmen (Antibiotika, Cortison)	Crab Apple
Depression, z. B. durch Hormonpräparate	Gentian

ABC der Verhaltensweisen und Erkankungen	benötigte Bach-Blüten
Melancholie	
Pessimismus, weil Pechvogel	Gentian
Hoffnungslosigkeit	Gorse, Sweet Chestnut
Tagträumer	Clematis
denkt nur an die Vergangenheit, verlorenes Glück	Honeysuckle
Groll, Verbitterung	Willow
→ Depression, Apathie	
Milben → Parasiten	
Milchstau	
zu viel Milch/Verhärtung, weil Jungtiere zu früh weggenommen wurden oder starben	Rescue, Rescue Cream
Entzündung	+ Holly Futter reduzieren, Spaziergänge, genügend trinken lassen
Milz/Pankreas (Bauchspeicheldrüse)	Gorse, Wild Oat, Vine, Cerato
Reinigung	Honeysuckle
→ Diabetes (Zuckerkrankheit)	
→ Krebs (Durchfall, Trägheit, Appetitlosigkeit)	
Wichtig: Der Süßstoff Xylit (Xylitol, Zusatzstoff E967) – enthalten z. B. in Keksen, Eis, Kaugummi, in manchen homöopathischen Globuli (auch Bach-Blüten-Globuli) – kann die Insulin-Produktion bei Hunden erheblich steigern. Lebensgefahr! Vorsicht mit Xylit auch bei Kaninchen, Rindern und Ziegen.	
Minderwertigkeitsgefühl	
mutlos, gibt schnell auf	Larch, Gentian
schwaches Selbstbewusstsein/Selbstwertgefühl	Larch, Cerato, Pine
klammert	Cerato, Heather, Chicory
Misshandlung	
nach überstandener	Rescue, Aspen, Pine
misstrauisch	
zweifelt	Gentian (vor allem für den Tierhalter)
grollt	Willow, Holly
Mittelpunkt	
will im Mittelpunkt stehen (Grund: fehlende Nestwärme in der Jugend)	Heather
braucht Publikum	Heather

ABC der Verhaltensweisen und Erkankungen	benötigte Bach-Blüten
äußert sich oft und laut	Heather, Chicory
nimmt sich selbst zu wichtig	Heather
überanhänglich	Heather
Protestreaktion, wenn es nicht nach ihm geht (stört, drängt sich dazwischen, verweigert)	Heather, Chicory
Unarten, um beachtet zu werden, z. B. → Stubenunreinheit	Chicory, Heather
→ Eifersucht	
Motivation	
fehlt	
weil verträumt und teilnahmslos	Clematis
weil müde durch Routine	Hornbeam
beschwert sich, grollt	Willow
hat sich klaglos mit der Situation abgefunden	Wild Rose
übertrieben, verausgabt sich	Vervain, Oak
→ lernen, Konzentrationsschwäche	körperliche Beschwerden prüfen
Müdigkeit	
schnell müde	
weil das Tier sich zu viel zugemutet hat	Centaury, Oak, Vervain
weil das Tier zu sehr angetrieben wurde	Centaury, Olive
bei bekannten Aktionen und Pflichten	Elm
durch zu hohe Anforderungen	Elm, Oak, Vervain
langsam, hat klaglos resigniert	Wild Rose
Antriebsschwäche, mentale Erschöpfung	Hornbeam
Tier wird immer müder, je mehr es ruht	Hornbeam
nach langer Krankheit nach Misserfolgen, will nicht mehr kämpfen	Hornbeam, Olive Willow
überfordert	Olive
unermüdlich bis zum Umfallen	Oak, Centaury
antriebsarm, verträumt	Clematis
chronisch müde durch viel Grübeln	White Chestnut
→ Erschöpfung, Apathie, Tagträumer	

ABC der Verhaltensweisen und Erkankungen	benötigte Bach-Blüten
Mühe	
gibt sich keine Mühe	
hat aufgegeben, klaglos resigniert, langsam	Wild Rose
desinteressiert → Interesselosigkeit	
gibt sich zu viel Mühe, verausgabt sich	Vervain, Oak
→ Überforderung, Motivation, Apathie	
mürrisch	
Groll, Zorn	Willow, Holly
→ Aggression, Altersbeschwerden	
Muskel	
Verspannung, Verkrampfung	Cherry Plum
durch Über-/Unterforderung, Konflikte	Agrimony
weil durch Krankheit an Pflichterfüllung gehindert	Oak, Rock Water
durch sportliche Überlastung	Oak
Verhärtung durch Streben nach Autorität	Vine
Muskeln stärken	Olive
Muskelschmerzen bei Stress	Elm
Muskelkater, Gelenkschmerzen nach Überanstrengung	Elm
Mut	
stärken bei Verzweiflung	Sweet Chestnut
völlig mutlos, weil alles nicht hilft	Gorse
schnell mutlos bei Schwierigkeiten	Gentian
fehlendes Selbstwertgefühl	Larch
kein Zutrauen zu sich selbst	Larch
zeigt keine Angst oder Aggression	Clematis
Tapferkeit fehlt, Furcht vertreiben	Rock Rose
nicht risikofreudig, fehlende Energie	Gentian
→ Angst	

N	
Nabel	
druckempfindlich (Trauma)	Star of Bethlehem oder Rescue
Nabelbruch	Tierarzt! Star of Bethlehem als Tropfen, zusätzlich Salbe mit Walnut (Narbenheilung) und Star of Bethlehem

ABC der Verhaltensweisen und Erkankungen	benötigte Bach-Blüten
nachtragend	Willow, Honeysuckle, Holly
Narbe	
weich und geschmeidig machen	Rescue Cream
vermeiden	Creme mit Walnut + Star of Bethlehem
bei schlecht heilender Wunde	+ Honeysuckle, Holly, Wild Oat, Gorse
Merken: Auch Schwedenbitter kann Narben vermeiden. Optimal: 10 ml Schwedenbitter mit 1 Tropfen Walnut mischen. Die Haut vor dem Auftragen durch eine Hautcreme schützen (Calendula-Salbe unterstützt die Heilung).	
Nase	
„Nase voll!" – wehrt sich gegen Aufgaben, Haltungsbedingungen (kann sich als laufende Nase äußern)	Agrimony, Aspen, Walnut, Crab Apple
→ Allergie: allergischer Schnupfen	Überlastung beachten! dicker Schleim durch Milchprodukte, Orangen, zucker- und stärkehaltige Lebensmittel möglich
Neid	Holly, Willow
Futterneid: Intoleranz im eigenen Revier	Beech
→ Eifersucht, Aggression	
Nervosität	
übernervös	Cherry Plum
allgemeine Ängstlichkeit, überängstlich	Aspen, Cherry Plum
schwache Nerven	Rock Rose
Unausgeglichenheit	Scleranthus
zuchtbedingte Unausgeglichenheit, Tremor	Beech, Cherry Plum
ständig gereizt	
ungeduldig, wütend	Impatiens
verlangt Aufmerksamkeit	Chicory
grundlos	Vervain
fehlende innere Ruhe	
steht unter Druck	Cherry Plum
immer in Aktion, schnell abgelenkt	Agrimony
läuft auffallend hin und her	Cherry Plum

ABC der Verhaltensweisen und Erkankungen	benötigte Bach-Blüten
Temperamentsausbruch	Cherry Plum
Nervenzusammenbruch	Cherry Plum
kurz davor, durch Überlastung	Oak, Vervain
sichtbar nervös durch Stress	Elm
innere Unruhe, oft kompensiert durch Späße	Agrimony
nicht gelassen	Gentian, Cherry Plum
zarte Nerven, zarter Köperbau, Lebensangst	Mimulus
Nervenverschleiß	
durch Stress	Elm
durch Dauerstress	White Chestnut, Rock Rose
→ Unausgeglichenheit, Unruhe, Anspannung, Krampf, Juckreiz	
neu	
fängt ständig etwas Neues an, bringt nichts zu Ende	Chestnut Bud
sucht ständig neue Möglichkeiten, ist unzufrieden	Wild Oat
Neubeginn	
neuer Lebensabschnitt, z. B. Pubertät, Mutterschaft, Alter, unsicher bei Besitzerwechsel (will nicht nach vorn schauen)	Walnut
sich öffnen für Neues, Vergangenheit zurücklassen	Honeysuckle
Neuerung annehmen, Stabilität finden, Wechsel ohne Bedauern	Walnut, Honeysuckle
Umzug, Tierpension, Tierheim: Heimweh	Cerato, Honeysuckle, Walnut, Star of Bethlehem
aktiverer Lebensabschnitt folgt	Elm
wird mit neuem Zustand nicht fertig, verzweifelt, apathisch	Sweet Chestnut, Walnut
zögert in jeder neuen Situation	Larch, Walnut
→ hormonelle Umstellung, Apathie, Lebensfreude	
Neurodermitis	
grundsätzlich	Crab Apple, Beech, Holly
kann sich gegen die Außenwelt nicht abgrenzen	Centaury, Walnut (wichtig!)
hoffnungslos	Gorse
innere Spannung durch	
fehlendes Selbstvertrauen	Larch
Aggression	Holly, Cherry Plum
Schuldgefühle	Pine
→ Hauterkrankungen, Allergie, Juckreiz, lecken	

ABC der Verhaltensweisen und Erkankungen	benötigte Bach-Blüten
Neurose	
durch Überzüchtung	Cherry Plum, Beech
durch Schuldgefühle	Crab Apple, Pine
→ zwanghaftes Verhalten, Frustration, Aggression, Angst, Rupfen, Nervosität	
Niedergeschlagenheit	
überfordert, will Frieden (schlaffe Körperhaltung)	Agrimony
braucht Trost	Star of Bethlehem, Honeysuckle
bei bekannten Aktionen schnell müde	Elm
→ Apathie, Depression, Melancholie, Erschöpfung	
Nieren	Elm, Mimulus, Heather, Mustard
unterstützen (entschlacken)	Crab Apple, Centaury, Honeysuckle Achtung: Bei dieser Mischung trinkt das Tier viel und muss oft Wasser lassen!
zur Stärkung	Olive
starke Symptome	Holly, Cherry Plum
schwache Nebennieren	Rock Rose, Elm, Mimulus, Heather, Mustard
Nierensteine verhindern bzw. abgehen lassen	Crab Apple, Rock Water, Cherry Plum, Walnut, Willow, reichlich Bewegung! Futterumstellung nach Absprache mit dem Tierarzt (pH-Wert).
→ Morbus Addison	

O	
Ohnmacht → Bewusstlosigkeit	
Ohr	
Wahrnehmungsvermögen schärfen	Chestnut Bud, Agrimony, Clematis
Hörstörung	Star of Bethlehem
Mittelohrentzündung	Rescue, Holly
taub	
nach Schock	Rescue, Larch
durch Panik, Schreck, Todesangst	Rescue oder Rock Rose
nach egozentrischem Vorleben	Heather, Chestnut Bud
durch geplatzte Gefäße in den Ohren	Holly, zur Ausheilung verdünnte warme Calendula-Tinktur einträufeln

ABC der Verhaltensweisen und Erkankungen	benötigte Bach-Blüten
Ohrgeräusche (Tinnitus) → Galle, Nieren, Durchblutungsstörung	Clematis
Milben → Parasiten	
Merken: Eine Mittelohrentzündung (schmierige Absonderungen, verklebtes, rotes Ohr) kann schnell chronisch werden. Falls eine Besserung nicht schnell eintritt, bald zum Tierarzt! Manchmal ist der Gehörgang mit Haaren zugewachsen, Auszupfen kann helfen. In einem langjährigen Fall konnte mit dem homöopathischen Mittel Mercurius D6 geholfen werden. Falls man mit Bach-Blüten nicht zum Ziel kommt, sollte ein homöopathisches Mittel aber individuell angepasst werden.	
Opfer	
nach Unfall, Kampf	Rescue
fühlt sich schnell bedroht	Willow
unterstellt nur Schlechtes, steigert sich hinein	Gentian, Willow, Vervain
fühlt sich als Opfer ungerechtfertigten Tadels	Vervain
fühlt sich als Opfer widriger Umstände	Willow, Chestnut Bud
Operation	
davor und danach	Rescue (wenigstens Star of Bethlehem!), Olive
Angst vor Belastung des operierten Körperteils	Mimulus
Orientierungssinn	
fehlt	Wild Oat, Clematis, Chestnut Bud
alter Hund: „Einparken“ hinter Möbeln	Wild Oat (Durchblutung des Gehirns fördern, z. B. mit ein paar Tropfen Ginkgo oder Medizin vom Tierarzt)
verträumt	Clematis
schusselig	Chestnut Bud

P	
Panik	Rescue
geweitete, starre Augen	Cherry Plum
innerlich stark angespannt	Cherry Plum
kopflos nach Unfall, Kampf	Cherry Plum
Magen, Blase, Darm nicht unter Kontrolle	Cherry Plum, Rock Rose
innere Panik, extreme Angst (Unfall, Katastrophe, Schicksalsschlag, Schock)	Rock Rose

ABC der Verhaltensweisen und Erkankungen	benötigte Bach-Blüten
ist wie gelähmt, steif vor Schreck	Rock Rose
ist außer sich (todesnah!)	Rock Rose
stürmt in wilder Panik davon	Rock Rose
schwacher Puls, schwaches Nervensystem	Rock Rose
→ Angst	
Pankreas (Bauchspeicheldrüse)	
→ Milz/Pankreas	
Parasiten (Flöhe, Milben, Zecken, Läuse, Haarlinge, Pilze, Würmer usw.)	
bei häufigem Befall (durch körperliche Überlastung des Tieres)	Centaury
abwehren, beseitigen	Walnut, Crab Apple
Ausscheiden von Krankheitserregern fördern, z. B. Borrelien nach Zeckenstich	Crab Apple, Cystus-Teeblätter zum Futter Sofortiges Entfernen von Zecken verringert die Gefahr einer Krankheitsübertragung.
Ohrmilben	Crab Apple direkt ins Ohr
Wurmbefall vorbeugen (besonders interessant für Züchter)	Crab Apple täglich ins Trinkwasser
Merken: Wenn das Tier an etwas Apfelessig im Trinkwasser gewöhnt wird, ändert sich der Säurestatus des Körpers bzw. der Haut, sodass Parasiten einen weniger guten Nährboden finden. Die gängigen Insektizide können stark gesundheitsschädlich sein, wirken auf Nerven und Muskeln (Herzmuskel!) und/oder können Krebs erregen. Kotuntersuchung statt Wurmkur! Zur Entwurmung ein natürliches Mittel verwenden, z. B. zerstoßene Papayakerne. Crab Apple kann – z. B. bei Pilz an den Pfoten – auch äußerlich angewendet werden: ein paar Tropfen ins Pfotenbadewasser oder in einen heilkräftigen Tee als Spülung (z. B. Lapacho, Melisse).	
passiv	
lässt sich alles gefallen	Centaury
lustlos	Hornbeam
→ erschöpft, introvertiert, Apathie	
Penis → Absonderungen	
periodische Erkrankungen	White Chestnut als Ergänzung
unregelmäßig wiederkehrende Symptome	Chestnut Bud
personenbezogen	
nur auf eine Person bezogen, quengelt sonst	Centaury
abhängig von einer Person, unselbstständig	Cerato

ABC der Verhaltensweisen und Erkankungen	benötigte Bach-Blüten
nach Handaufzucht	Cerato
→ Kontaktschwierigkeiten, klammern	
Pessimismus	
„sucht" das Negative, zieht es an, gibt schnell auf, Pechvogel	Gentian
fühlt sich schuldig	Pine
macht immer denselben Fehler	Chestnut Bud
fühlt sich ungerecht behandelt, grollt, niedergeschlagen, sieht nur das Negative	Willow
Negativhaltung, vergiftet das Klima	Willow
→ aufgeben, Depression, Resignation, Hoffnungslosigkeit, Selbstmitleid	
Pflege	
wehrt sich gegen die Fellpflege	
aus Angst, Panik	Mimulus, Rock Rose
aus Dominanz, Überheblichkeit	Vine, Vervain, Beech
aus Stolz	Water Violet
putzt sich ständig, übertrieben	Cherry Plum, Crab Apple
→ Rupfen, vernachlässigen	
Pflichterfüllung	
um jeden Preis, trotz großer Erschöpfung, weil friedliebend	Agrimony
bis zum Umfallen, weil zu lieb und gutmütig	Centaury
will gelobt werden, hat aber keine Freude	Centaury
übertriebenes Pflichtbewusstsein	Oak
verausgabt sich wegen zu großer Ambitionen	Vervain
bei bekannten Pflichten und Aktionen schnell müde	Elm
fühlt sich von Pflichten erdrückt	Elm, Hornbeam, Oak
lehnt jede Pflichterfüllung ab, will keine Verantwortung tragen	Wild Oat
Pfotenlecken, -knabbern, -nagen	
unausgefülltes Leben, Langeweile	Agrimony, Wild Oat
steht unter Zwang, denkt an nichts anderes	Cherry Plum, White Chestnut
will auf sich aufmerksam machen	Chicory, Heather
verfilzte Haare zwischen den Ballen	entwirren, ggf. abschneiden; auf die Druckstellen: Rescue Cream
→ Protestverhalten, Selbstzerstörung, Rupfen, Ballen	

ABC der Verhaltensweisen und Erkankungen	benötigte Bach-Blüten
Phobie	
Angst vor bestimmten Dingen, z. B. Auto, Fahrstuhl, Artgenossen	Mimulus
als Schockfolge	Star of Bethlehem, Rock Rose, Mimulus
→ Angst, Trauma	
Pilze → Parasiten	
Prellung	Rescue Cream
zur Ausheilung	Wild Oat
zur Stärkung	Olive
Prostata	Elm, Mustard, Heather, Mimulus (wie Nieren)
Entzündung	Holly
→ Krebs	Bei Verwechslung mit Verdauungsstörung („Bleistiftstuhl")/Stuhlabsatzbeschwerden kann die Erkrankung lange unerkannt bleiben.
Protestverhalten	
aus Überheblichkeit	Beech
will mehr beachtet werden	Heather, Chicory
Krankheit als unbewusste Protestreaktion (Allergie, Kopfschmerzen)	Beech, Larch, Olive
→ stur, trotzig, Tyrann, Pfotenlecken, Rupfen	
Prüfung	
beim Training vor der Prüfung	
Lernhilfe	Chestnut Bud
zur Stärkung (gilt nicht als Dopingmittel)	Hornbeam, Olive
→ Lampenfieber, Konzentrationsschwäche	
Pubertät („Flegeljahre")	
Angst vor dem Erwachsenwerden	Mimulus, Walnut
kein eigener Wille, immer folgsam	Centaury
lässt sich alles gefallen, kann sich nicht abgrenzen	Centaury
hormonelle Umstellung verkraften	Walnut
Hautunreinheiten	
entschlacken	Crab Apple, Centaury
Hormone stabilisieren	Walnut, Scleranthus

ABC der Verhaltensweisen und Erkankungen	benötigte Bach-Blüten
allzu großes Interesse an Sexualität	Agrimony, Wild Oat
spielt den Clown (unterdrückt Kummer)	Agrimony
spielt das ewige Kind, „hängt am Rockzipfel"	Heather, Cerato
aufsässig, dominant	Cherry Plum, Holly, Beech, Vine, Willow
verträumt	Clematis
putzen (Fellpflege)	
übertriebenes Reinigungsbedürfnis	Crab Apple, Cherry Plum
→ vernachlässigen, Rupfen, Pfotenlecken, Parasiten	

Q	
Qual	
lässt sich quälen, weil zu lieb und gutmütig	Centaury
nach überstandener Misshandlung	Rescue, Aspen, Pine
für den Menschen	
der sich aus Wut, Aggression, Ungeduld zum Quälen hinreißen lässt	Holly, Impatiens
der ausrastet	Cherry Plum
der glaubt, „niedere Kreaturen" misshandeln zu dürfen	Vine

R	
Rachitis (Knochenweiche)	
wirkt schuldbeladen	Pine Mehr Sonne für das Tier! Vitamine und Mineralstoffe nach Absprache mit dem Tierarzt, grüne Rohkost zufüttern.
Rachsucht	Holly
Reaktion	
überschießend	
jeder Art, z. B. Durchfall, durchdrehen	Cherry Plum
durch Überzüchtung	Cherry Plum, Beech
unkontrollierte Angriffe, Gefühlsausbruch	Cherry Plum, Holly
trotz innerer Anspannung freundlich, friedlich	Agrimony
Protestreaktion	Heather, Chicory, Beech
heftige Krankheitssymptome	Holly

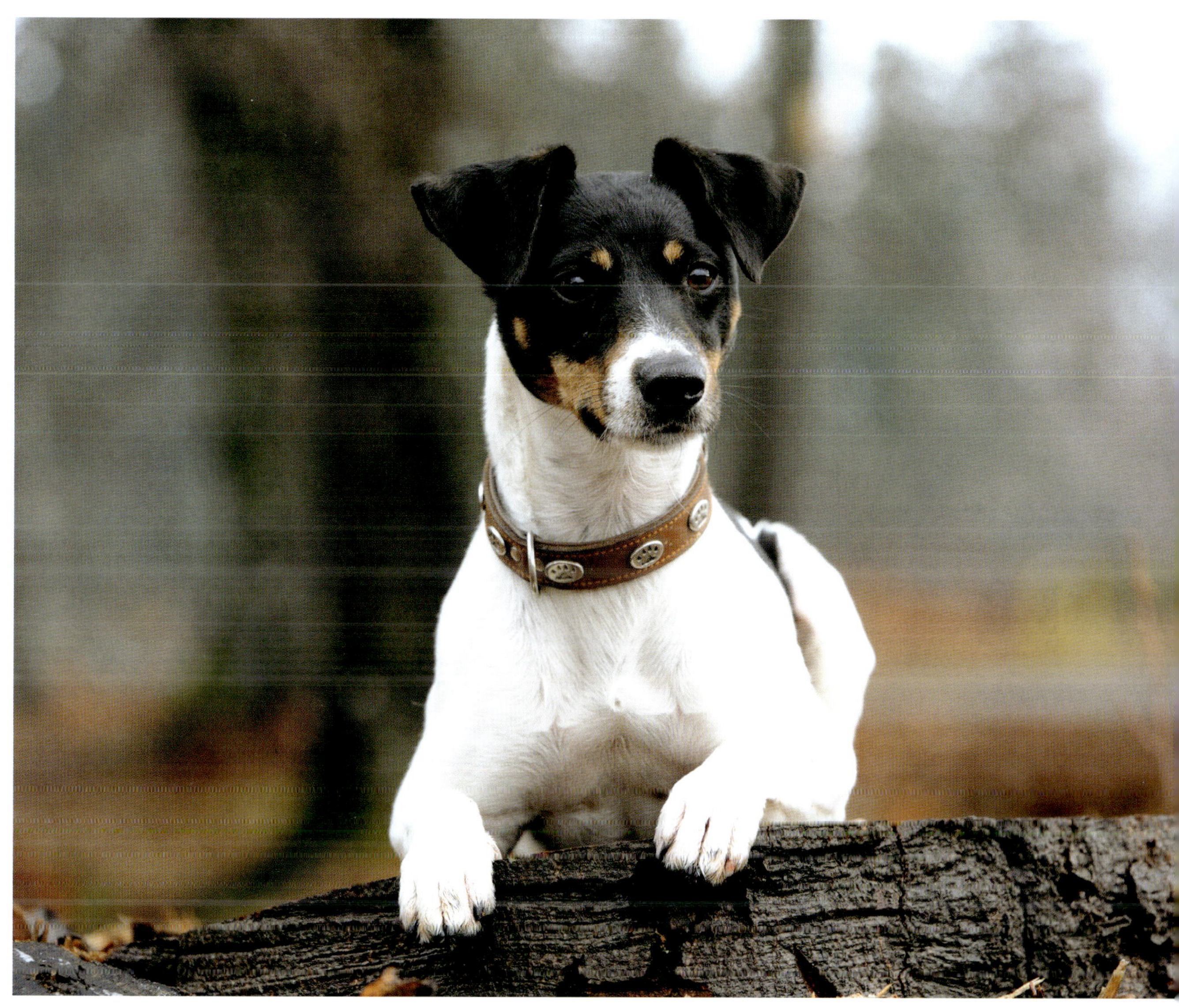

ABC der Verhaltensweisen und Erkankungen	benötigte Bach-Blüten
bei Kritik und/oder Tadel empfindlich	Larch, Vervain
wenig spontane Reaktionen	Clematis, Cerato
gegen sich selbst → Allergie, Pfotenlecken, Rupfen	
reinigen → putzen, Entschlackung	
Reisekrankheit	vor der Reise nichts zu fressen geben!
Übelkeit	
aus Angst	Aspen, Mimulus
aus Panik, unkontrollierte Reaktion	Cherry Plum, Rock Rose
wegen Gleichgewichtsstörungen	Scleranthus
Beklemmung	Agrimony
Angst vor Übelkeit	Mimulus
Flugreise: vor Abflug mehrfach alle 10 Minuten (Unwohlsein wegen des Druckausgleichs)	Chestnut Bud, Scleranthus, White Chestnut, Cherry Plum
	Transport von Tieren im Auto: in einer Box, sodass das Tier nicht aus dem Fenster sehen kann. Box angurten!
→ Übelkeit, Erbrechen, Auto	
Reizbarkeit	
zu dominant	Vervain, Vine
intolerant	Beech
mischt sich ein, will bestimmen	Chicory
verlangt Aufmerksamkeit	Chicory, Heather
ungeduldig, aggressiv, weil alles zu langsam geht	Impatiens
grollt, fühlt sich schnell bedroht	Willow, Holly
rastet aus, hat sich nicht unter Kontrolle	Cherry Plum
launenhaft	Scleranthus
→ Wut, Unausgeglichenheit, Zorn, Juckreiz, Stress	
Reizschwelle	
zu niedrig	
fühlt sich schnell angegriffen	Vervain, Willow
unruhig	Impatiens
wegen Überzüchtung („Kampfhund", „scharfer" Terrier, Schutzhund)	Cherry Plum, Beech
→ Aggression	
zu hoch → Apathie	

ABC der Verhaltensweisen und Erkankungen	benötigte Bach-Blüten
Rekonvaleszenz	
zum Gesundwerden, zur Stärkung	Rescue, Gorse, Olive, Sweet Chestnut, Walnut, Wild Oat, Wild Rose – je nach Befinden
Reserviertheit	
isoliert sich, hält sich für besser als andere	Water Violet
fehlendes Selbstbewusstsein	Larch, Cerato
zurückhaltend, will keine Konfrontation	Agrimony
Tagträumer	Clematis
lebt in der Vergangenheit	Honeysuckle
skeptisch	Gentian
schüchtern	Larch, Centaury, Mimulus
traurig, depressiv	Mustard
ständig Schuldgefühle	Pine
Lebensangst, empfindlich	Mimulus
→ unnahbar, Kontaktschwierigkeiten, Angst	
Resignation	
keine Aktivität, Lebensgeister wecken	Wild Rose
zu nichts Lust, kein Ziel, keine Freude	Wild Rose
keine Vitalität, kein Lebensinteresse	Wild Rose
überfordert durch immer schlimmer werdende Situation, durch das Leben (klagt nicht)	Wild Rose
trotz günstiger Lebensumstände	Wild Rose
tiefste Depression, nicht sichtbar	Wild Rose
innere Ausweglosigkeit, sichtbar	Sweet Chestnut
Grenze des Erträglichen ist erreicht	Sweet Chestnut
Hoffnungslosigkeit	Gorse
wird unter einer Maske verborgen (selten)	
Arbeitseifer	Oak
Fröhlichkeit	Agrimony
→ aufgeben, Depression, Lebenswille, Apathie	

ABC der Verhaltensweisen und Erkankungen	benötigte Bach-Blüten
Rheuma	
morgendliche Antriebsschwierigkeiten	Hornbeam
Schmerzen	Holly, Impatiens
steifes Gelenk	Chicory, Heather, Star of Bethlehem, Rock Water, Pine
zur Kräftigung des Gelenks	Olive
zur Entschlackung	Crab Apple, Centaury
als Groll, Wut, Aggression gegen sich selbst (nach innen gerichtet)	Willow, Beech, Holly
aus Sorge um andere	Red Chestnut
schmerzhafte Anfälle	Cherry Plum, Chestnut Bud
→ Gelenkschwäche, Knochen, Nieren, wetterfühlig	Ernährung beachten: wenig tierisches Eiweiß, viel Rohkost
Risikobereitschaft → Abenteuerlust	
rollig → brünstig	
rossig → brünstig	
Routine	
antriebsschwach durch ständig denselben Ablauf	Hornbeam
verträgt die Routine nicht mehr, akzeptiert die Umstände aber klaglos	Wild Rose
Weiterbehandlung (vorausgehende Zustände)	
klagt wieder	Willow
zeigt wieder Müdigkeit	Hornbeam
Rückschläge bei Krankheit	
vermeiden	Gentian, Sweet Chestnut
bei chronischer Krankheit	Chestnut Bud
Angst vor Rückschlägen	Mimulus
→ chronische Erkrankungen, Krankheit	
rücksichtslos	
stürmt voran, läuft drauf los	Impatiens
läuft andere um	Impatiens, Vine

ABC der Verhaltensweisen und Erkankungen	benötigte Bach-Blüten
Ruhe	
zu ruhig	
zu sanft, willenlos	Centaury
aus Lebensangst	Mimulus
kaum Lautäußerungen	Mimulus, Larch, Cerato
Entspannung fehlt → Stress, Unruhe, Ruhelosigkeit	
Ruhelosigkeit	
Stress	Elm
Dauerstress	
durch Überangebot, zu viele Möglichkeiten	Wild Oat
in Panik	Rock Rose
Gedanken lassen das Tier nicht zur Ruhe kommen, es kann nicht abschalten	White Chestnut
Ungeduld	Impatiens
immer in Aktion, überdreht	Agrimony, Rock Rose
→ Nervosität, Unausgeglichenheit, Begeisterung, Pflichterfüllung, Krampf, Stress	
Rupfen (Ausbeißen von Fell, Federn)	
putzt sich ständig, übertrieben	Crab Apple, Cherry Plum
suchtartig	Agrimony, White Chestnut, Chestnut Bud
depressiv	Mustard, Gentian
aus Protest gegen Haltungsfehler, Langeweile	Clematis, Vervain Haltungsbedingungen ändern!
verlangt mehr Beachtung	Chicory, Heather
als Ersatzbefriedigung	Honeysuckle, Agrimony
Konflikt mit Tierhalter, frisst etwas in sich hinein	Agrimony
unausgefüllt, unterfordert, überfordert, einsam, traurig, schnell ablenkbar, eingeengt	Agrimony, Wild Oat
erwartet/erhofft Bestrafung, fühlt sich schuldig	Pine
Aggression gegen sich selbst (auch Rheuma, Krebs!)	Willow, Beech, Holly
selbstzerstörerisch	Beech, Wild Oat
durch Kummer: mutlos, hoffnungslos	Gentian, Agrimony
als überschießende Reaktion	Cherry Plum

ABC der Verhaltensweisen und Erkankungen	benötigte Bach-Blüten
steht unter innerem Zwang, denkt an nichts anderes mehr	Cherry Plum, White Chestnut
als Ersatzhandlung, Trost	Honeysuckle, Star of Bethlehem
verbissen, spielt kaum noch	Rock Water
→ Parasiten, Stress, Pfotenlecken, Langeweile, Aggression, Protestverhalten	Futter zu weich? Nagt der Hunger, z. B. bei Reduktionskost? Verzehrt sich das Tier aus Liebe? Hat das Tier genug Beschäftigung, Spiel, Abwechslung? Unterversorgung, z. B. mit Kieselsäure, Magnesium, Vitamin A?

S	
sanftmütig	
zu sanft, willenlos	Centaury
→ liebebedürftig	
nicht sanftmütig, sehr selbstbewusst, intolerant	Beech, Vine
Sauberkeit	
übertriebenes Reinigungsbedürfnis	Crab Apple
geht aus eigenem Antrieb um Pfützen herum	Crab Apple
fehlende → Apathie, Stubenunreinheit	
säugen	
zur Stärkung der erschöpften Tiermutter	Olive
mag die Jungen nicht trinken lassen	Centaury, Cerato, Cherry Plum, Crab Apple, Water Violet, Krallen der Jungtiere kürzen
Jungtier mag nicht trinken	Rescue, Fruchtwasser verschluckt?
lebensschwach	Rescue, Tierarzt!
Milchstau	Rescue, Rescue Cream
Gesäuge entzündet	Holly, Crab Apple
Schauspielerei	
Verdrängen der wahren Gefühle	Agrimony
spielt den Clown	Agrimony
heiter trotz Krankheit	Agrimony
unterdrückt Verzweiflung	Sweet Chestnut

ABC der Verhaltensweisen und Erkankungen	benötigte Bach-Blüten
Scheinträchtigkeit	Walnut, Wild Oat, Red Chestnut, Clematis
sammelt Stofftiere als Ersatzjunge	Chicory
scheu	
nach schlechten Erfahrungen, kein Vertrauen	Aspen, Pine
handscheu	Mimulus
Lebensangst, zarter Körperbau	Mimulus
schüchtern, meidet Artgenossen, Menschenansammlungen	Mimulus, Larch
Angst vor ungewohnten Situationen	Larch
fühlt sich in die Enge getrieben, z. B. verkriecht sich unterm Schrank, nach schockierendem Erlebnis (schockähnliche Starre)	Star of Bethlehem, Rock Rose, Mimulus
stolz, verschlossen, isoliert sich	Water Violet
weicht zurück, will nicht angefasst werden	
stolz	Water Violet
misstrauisch	Gentian
Angst	Mimulus
geht auf Distanz, will nicht schmusen	Water Violet
zurückhaltend	Agrimony
→ Angst, Panik, Selbstbewusstsein, Hemmungen, Reserviertheit, Kontaktschwierigkeiten	viel Geduld, nicht aus dem Versteck locken, keine Annäherungsversuche!
Schilddrüse	
Über- und Unterfunktion	Star of Bethlehem, Cherry Plum, Agrimony, Rock Rose
in Balance bringen	Scleranthus
Merken: Schilddrüsenmedizin (Hormone) wurde Tieren bereits zum Verhängnis. Beipackzettel zu Vorsichtsmaßnahmen und Kontraindikationen beachten! Der Tierarzt muss darüber gut Bescheid wissen und die Dosis individuell an das Gewicht des Tieres anpassen.	
Schlaf	
unruhig	
Ausleben von Überlastung oder Unterforderung (z. B. Beine „rennen“)	Agrimony
bei Krankheit	Rescue
aus Angst	Mimulus
unausgeglichenes Wesen	Scleranthus

ABC der Verhaltensweisen und Erkankungen	benötigte Bach-Blüten
schläft schlecht ein	Aspen
ängstlich bei Dunkelheit	Aspen
will nicht allein einschlafen	Mimulus
ist nachts grundlos laut (Hund bellt ununterbrochen)	Aspen, Cherry Plum – Hunde wollen als Rudeltiere möglichst nah beim Menschen schlafen. Artgerechtes Kontaktliegen ist keine Verhätschelung.
winselt, jammert, knurrt, Angstträume	Aspen
Neugeborenes erwacht wimmernd, ohne erkennbaren Grund	Mimulus
schläft und döst viel	
Tagträumer, wenig Interesse	Clematis, Wild Rose
überfordert	Elm, Olive
kann vor lauter Gedanken nicht einschlafen	White Chestnut
Schlaflosigkeit durch	
Stress	Elm, Rescue
Probleme	Agrimony
Angst, Albträume	Aspen, Mimulus
Nervosität, Unruhe, innere Anspannung	Impatiens, Agrimony
Umherlaufen, ständig in Bewegung	Cherry Plum
Sorgen um andere (schläft nicht, bevor die Bezugsperson zu Hause ist)	Red Chestnut
viele Gedanken	White Chestnut
Zucken der Gliedmaße im Traum	Agrimony
→ allein sein, Stubenunreinheit, Schnarchen	
Schlafplatz	
verteidigt aggressiv	Vine, Beech, Holly
Katze: akzeptiert nicht den vorgesehenen Schlafplatz	Kuschelhöhle nicht in kühler Ecke, besser in der Nähe einer Wärmequelle, etwas erhöht
Hund: akzeptiert nicht	zu warm/zu kalt? Die meisten Hunde suchen sich ihren Schlafplatz gern selbst.

ABC der Verhaltensweisen und Erkankungen	benötigte Bach-Blüten
Schmerzen	
als Erste Hilfe, schnell lindern	Rescue
Grundbehandlung	
akute Anfälle (Ischias, Kopfschmerz)	Chestnut Bud
zur Reinigung, Leberstärkung	Crab Apple
Ungeduld verhindert Entspannung und Besserung	Impatiens
schmerzempfindlich	Beech, Mimulus
bei Schock, Trauma	Rock Rose, Star of Bethlehem, Agrimony
schnell auftretend, heftig	Holly, Impatiens
extrem, bringen um den Verstand periodisch oder sporadisch	Cherry Plum White Chestnut, Chestnut Bud
anfallartig, besonders bei Rheuma	Cherry Plum
Anspannung verstärkt den Schmerz (Spannungskopfschmerz)	Vervain
zeigt nicht, wie schlimm es ist (kostet Kraft)	Agrimony
Patient „kann nicht mehr“	Elm
→ Kopfschmerzen, Rheuma	
Merken: Die Schmerzmittel der Bach-Blüten-Therapie sind: • Rescue als Erste-Hilfe-Maßnahme • Agrimony bei qualvollen Schmerzen, Kummer • Cherry Plum bei Druckschmerzen, z. B. Stirnhöhlenvereiterung (in Rescue enthalten) • Holly bei heftigen Schmerzen, Entzündung • Impatiens insbesondere bei stechenden, einschießenden Schmerzen, Nervenschmerzen (in Rescue enthalten). Dr. Bach hielt Impatiens für besser als Morphium. • Honeysuckle bei Herzschmerzen (mit Rescue, Tierarzt!), auch seelisch: gebrochenes Herz	
Schnarchen	Holly, Agrimony, Chestnut Bud, Willow
	wirkungslos bei körperlichen Ursachen (Überzüchtung, Qualzucht) Tierarzt
Schnupfen	
vorbeugen, nicht anstecken lassen	Walnut
akut, laufende Nase	Agrimony + Aspen + Crab Apple, später Olive

ABC der Verhaltensweisen und Erkankungen	benötigte Bach-Blüten
sehr heftig	Agrimony + Aspen + Crab Apple + Holly
neigt dazu	Centaury
immer wiederkehrend oder allergisch	Beech, Impatiens, Crab Apple, Chestnut Bud
wirkt instabil, unentschlossen, irritiert	Scleranthus
Die Nase übernimmt die Ausscheidung von Giftstoffen, wenn andere Ausscheidungsorgane überfordert sind: → Hauterkrankungen, Leber, Nieren, Blase, Dünndarm, Dickdarm	
→ Nase, Allergie: allergischer Schnupfen	
Schock	Rescue
körperliche und seelische Verletzungen, Trauma, Schockfolgen (z. B. Haarausfall)	Star of Bethlehem
todesnah	Rock Rose, Star of Bethlehem
bei Schmerzen	Star of Bethlehem, Agrimony
Selbstvertrauen aufbauen, Mut geben	Gentian
allergischer Schock, z. B. nach Insektenstich	Rock Rose
→ Trauma	
Schreck	
nach heftigem Erschrecken	Rock Rose, Cherry Plum
beim Spaziergang durch Stadtgeräusche	Aspen, Mimulus, Pine
→ Angst, Panik	
Schüchternheit	
fehlendes Selbstbewusstsein	Larch, Cerato
passiv, wehrt sich nicht	Centaury, Mimulus
verschüchtert durch schlechte Erfahrungen	Pine
→ Angst, Schuld, empfindlich, Hemmungen, Reserviertheit, Kontaktschwierigkeiten	
Schuld	
glaubt, an allem schuld zu sein	Pine
fehlende Selbstachtung	Pine
Neurose durch Schuldgefühle, z. B. Fellbeißen	Crab Apple, Pine
fühlt sich schuldig an einem Verlust	Pine
sucht die Schuld bei anderen, grollt	Willow
Schuppen	meist Futterfehler (Mangel an essenziellen Fettsäuren) → Tierarzt
Unterstützung der → Leber, Schilddrüse	

ABC der Verhaltensweisen und Erkankungen	benötigte Bach-Blüten
schusselig	
macht immer dieselben Fehler	Chestnut Bud, Gentian
chaotisch → Temperament	Chestnut Bud, Scleranthus
Schutz	
sucht ständig Schutz bei der Bezugsperson	Cerato, Heather, Pine, Agrimony
gegen äußere Einflüsse, Ansteckung	Walnut
soll nichts an sich heranlassen, sich ein „dickes Fell" zulegen	Walnut, Centaury
Schutztrieb	
übersteigert	
durch Überzüchtung	Cherry Plum, Beech
durch zu tiefe Beziehung zum Nachwuchs oder zum Tierhalter	Red Chestnut
spielt sich in den Vordergrund	Chicory
zu aggressiv	Cherry Plum, Holly
fehlt, obwohl Schutzhundrasse	Larch, Cerato, Pine, Cherry Plum
Schwäche	
Schwächeanfälle, fehlende Vitalität	Centaury
bei lange bestehender Krankheit	Centaury, Olive
geistige Schwäche	Chestnut Bud, Hornbeam
schwache Konstitution, schwache Nerven, Lebensangst	Mimulus
ohne erkennbaren Grund	Wild Oat
zeigt keine Schwäche, z. B. bei Krankheit	
gespielt fröhlich	Agrimony
verschlossen, lässt niemanden heran	Water Violet
verbissen, verkrampft	Rock Water
→ Erschöpfung, Abwehr-, Antriebs-, Blasen-, Gelenk-, Konzentrations-, Leber-, Sehnenschwäche, Deckakt: Deckschwäche, Fieber, Geburt: Wehenschwäche	
Schwangerschaft → Trächtigkeit	
Schwankungen	
jeder Art, z. B. Gewichtsschwankungen, Umstellungen	Walnut
Stimmungsschwankungen, Klimawechsel	Scleranthus
→ Unentschlossenheit, Unzuverlässigkeit	

ABC der Verhaltensweisen und Erkankungen	benötigte Bach-Blüten
Schwierigkeiten	
werden nur noch klaglos akzeptiert, Resignation	Wild Rose
werden mit Fröhlichkeit überspielt	Agrimony
→ Pessimismus, Groll	
Seele	
seelische Erschütterung	
Schock, z. B. Tod eines geliebten Menschen/Freundes	Star of Bethlehem
Panik, z. B. bei Lärm, Katastrophe	Rock Rose
Seelenschmerz, innere Ausweglosigkeit, unerträgliche Qual	Sweet Chestnut
nicht verarbeitete Vergangenheit (Verlust), braucht Trost	Honeysuckle
tiefe Traurigkeit	Mustard
→ Apathie, Depression, Lebenswille	
Sehnenschwäche	Hornbeam, Olive
Sehnsucht	
nach der Vergangenheit	Honeysuckle
Tagträumer (Flucht vor der Realität)	Clematis
soll ohne Bedauern Neues beginnen	Walnut
Todessehnsucht	Clematis
Selbstbewusstsein	
unsicher, natürliches Selbstvertrauen fehlt	Cerato
allzu anhänglich	Cerato
fehlt nach Handaufzucht	Cerato
Angst vor vielen Kleinigkeiten, Lebensangst	Mimulus
Selbstvertrauen stärken → Stress	Larch, Cerato
fühlt sich minderwertig, Prügelknabe	Larch, Centaury, Gentian, Pine
Angst vor Versagen	Larch, Gentian
leicht beeinflussbar	Walnut
unsicher bei Veränderungen der Lebensumstände	Walnut
zu großes Selbstbewusstsein	Beech, Vine, Cherry Plum
kann schlechte Zeiten nicht vergessen	Pine
fühlt sich schuldig, den Anforderungen nicht zu genügen	Pine
selbstsicher, aber überfordert	Elm
→ Instinktverhalten, Stress, Angst, Kontaktschwierigkeiten, Minderwertigkeitsgefühl	

ABC der Verhaltensweisen und Erkankungen	benötigte Bach-Blüten
Selbstgespräche	
äußert sich laut, ohne dass jemand zuhört (Katze maunzt, Hund knurrt oder mault vor sich hin)	White Chestnut, Willow, Heather
→ Lautäußerungen	
Selbstvertrauen → Selbstbewusstsein	
Selbstzerstörung → Rupfen, Pfotenlecken	
sensibel → empfindlich, Angst	
Sexualorgane	
Ausfluss	Crab Apple
Zysten	Chicory
→ Absonderungen, Krebs, Prostata	
Sexualverhalten	
übersteigerter Trieb	Cherry Plum
möchte viele Partner, Abwechslung	Wild Oat
suchtartig (Hund: umklammert menschliche Beine, Kissen)	Agrimony, Wild Oat
leckt sich unaufhörlich die Genitalien	White Chestnut
hat sich nicht unter Kontrolle	Cherry Plum
denkt an nichts anderes mehr	White Chestnut
Angst	Mimulus
Störung als Schockfolge	Star of Bethlehem
schlechte Erfahrungen	Star of Bethlehem, Aspen, Pine
erschöpft	Olive
Lustlosigkeit	
mangelnde Liebe („zickige Partnerin“)	Holly (anderer Partner!), Water Violet, Walnut
Frigidität, Impotenz	Wild Rose, Larch, Elm
→ brünstig, Deckakt, Trächtigkeit, Scheinträchtigkeit, Streunen	
skeptisch	Gentian, Willow
Siegertyp	
verausgabt sich bis zum Umfallen	Oak, Vervain
überlastet, aber nicht müde	Oak
→ Arroganz, Dominanz	

ABC der Verhaltensweisen und Erkankungen	benötigte Bach-Blüten
Sonnenstich → Hitzschlag	
Sorge	
selbstzerstörerische Sorge um andere (Nachwuchs, Bezugsperson)	Red Chestnut
um eigene Belange, um Lächerlichkeiten	Heather
sich zu verunreinigen	Crab Apple
erdrückende Sorgen werden überspielt	Agrimony
erscheint sorglos	Chestnut Bud
aufdringlich, um Beachtung zu erlangen	Chicory
Souveränität, fehlende	
unkontrolliert	Cherry Plum
fühlt sich schnell angegriffen, bedroht	Willow, Vervain
→ Gelassenheit, Unausgeglichenheit, Nervosität, Stress	
Sozialverhalten, gestörtes	
zu sehr auf den Menschen bezogen	Centaury, Cerato
spielt nicht mit Artgenossen	Centaury, Water Violet
drängt sich in den Vordergrund, z. B. durch Kläffen	Chicory, Heather
lässt sich alles gefallen	Centaury, Pine
überschießende Reaktionen, keine Kontrolle	Cherry Plum
nicht harmonisch, keine Freude	Agrimony
→ Aggression, Kontaktschwierigkeiten, launisch, Dominanz, Souveränität	
spielen	
will immer spielen, aufdringlich	Heather, Chicory
will nicht allein spielen	Chicory
hat unter Artgenossen keine Freunde	Centaury, Vine
mag nicht spielen	
immer schlecht gelaunt, Spielverderber	Willow
mit Artgenossen	Beech, Centaury, Water Violet
spielt den Clown trotz Krankheit/Kummer	Agrimony
→ Lust, Apathie, Depression	
Spontaneität	
wenig spontane Reaktionen	Cerato, Clematis

ABC der Verhaltensweisen und Erkankungen	benötigte Bach-Blüten
Sport	
Stress, Gelerntes klappt nicht mehr	Elm
immer wieder Rückschläge	Gentian
Lernfähigkeit steigern, Talente fördern	Chestnut Bud, Heather
Erlerntes festigen	Chestnut Bud
Antriebsschwäche	Hornbeam
fehlende Muskelkraft	Hornbeam, Olive
gehorcht willenlos jedem Befehl	Centaury, Larch
Änderungen im Übungsablauf lassen das Tier verzweifeln, kann sich nicht umstellen	Larch, Walnut
empfindet Spiel/Sport als Arbeit, zeigt kein freudiges Gesicht (typisch: Border Collie)	Oak, Rock Water, Vervain (kein Drill!)
Selbstvertrauen geben vor schwierigen Übungen	Larch
überlastet (nicht müde) wegen zu hoher Anforderungen	Oak
nach aktivem Sportleben	Oak
erschöpft	
nach Anstrengung, keine Kraft mehr	Olive
zu ehrgeizig	Oak, Vervain
hält für Lob bis zum Umfallen durch	Centaury
vor Turnier, starker Belastung (gilt nicht als Dopingmittel)	Olive, Hornbeam
zu intensiv betrieben, überlastet	Agrimony
Pflichterfüllung aus Harmoniebedürfnis	Agrimony
wird wegen kleinster Fehler bestraft, macht dadurch erst recht Fehler	Agrimony
kann etwas nicht lernen, ist blockiert	White Chestnut, Chestnut Bud
verweigert immer dasselbe Hindernis	White Chestnut, Leistungsfähigkeit beachten!
schnell gelangweilt, weil sehr begabt	Wild Oat
Spaß beim Üben, Versagen beim Turnier	Rescue, Larch
→ Prüfung	
Stärkung	
gesamter Organismus, Sehnen, Gelenke, Bindegewebe, Knochen	Hornbeam, Olive
treibt Raubbau mit seinen Kräften	Vervain, Oak
→ Erschöpfung	

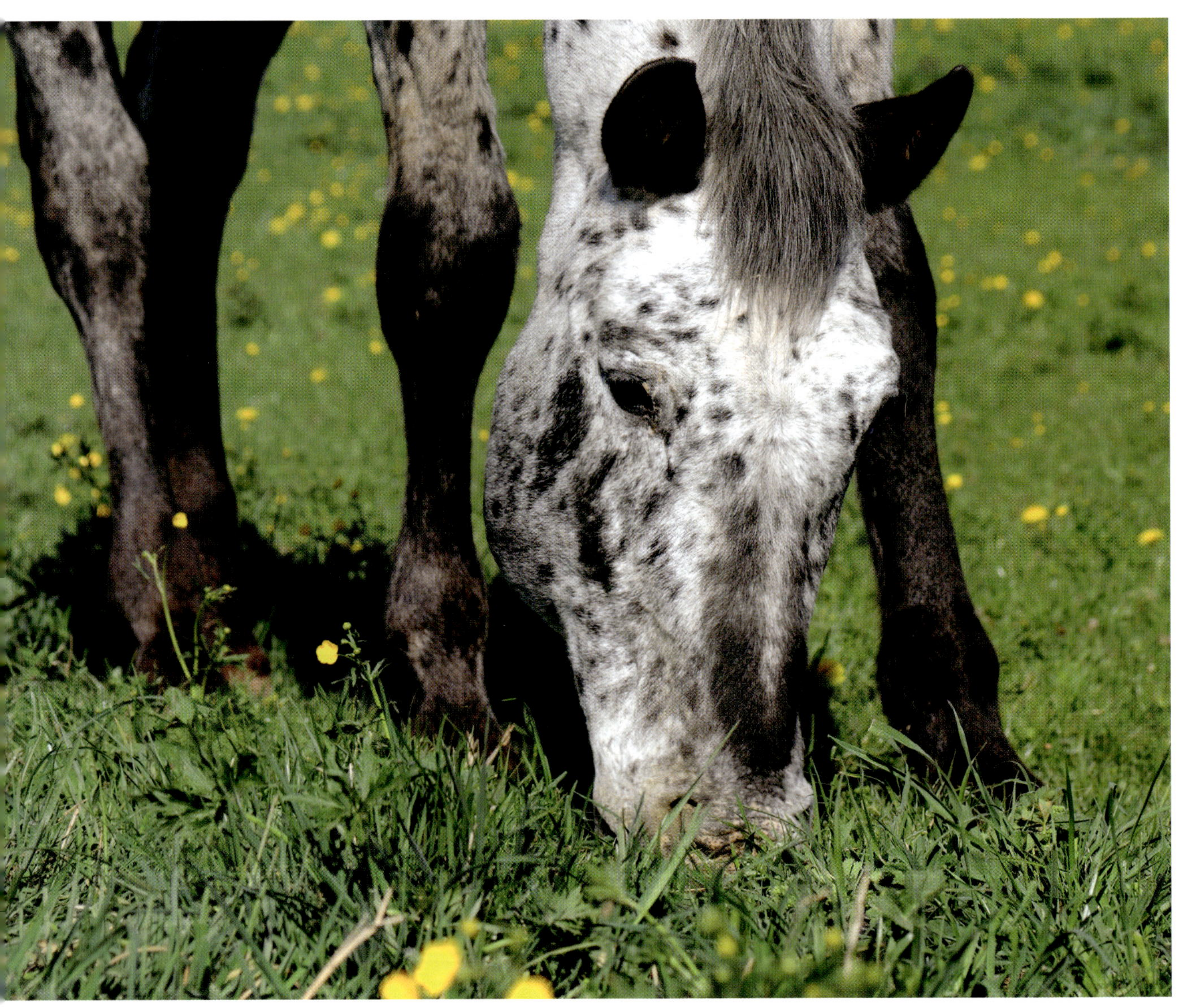

ABC der Verhaltensweisen und Erkankungen	benötigte Bach-Blüten
starr	
Verhalten	Rock Water
steife Bewegungen, Gelenke	Rock Water, Water Violet, Chicory
wirkt versteinert und „vertrocknet" vor lauter Routine	Hornbeam
starre Haltung, weil ständig schuldbeladen (z. B. durch herrische Unterwerfung), dadurch Gelenkversteifung, Rheuma, Gicht, Abmagerung, Rachitis, chronische Bronchitis, Verhornung der Haut	Pine, Beech
Merken: Eine innere „Versteinerung" wird auch durch die Nahrung hervorgerufen: abgelagerte Schlacken aus gekochter Kost. Die Ausscheidung kann mit Crab Apple und dem Schüßler-Salz Nr. 10 gefördert werden.	
steif → starr, Gelenkschwäche, Arthritis, Rheuma, Altersbeschwerden	
Sterbehilfe (kein Gift!)	
Hilfe für das Tier, selbst zu entscheiden, ob es wieder aufleben oder sterben möchte	Rescue + Gorse
beim Sterben den Übergang erleichtern	Walnut, Holly
Sterilisation	
überwinden	Rescue, Walnut, Honeysuckle, Holly
Stimmung	
macht Späße trotz ernster Situation, z. B. bei Krankheit	Agrimony
Stimmungsschwankungen	Scleranthus, Cherry Plum, Wild Oat, Walnut
Stimmungstief → Stress, Depression	
Stoffwechsel	
Störung	Crab Apple
Giftstoffe, Krankheitskeime ausschwemmen	Crab Apple, Centaury
Erkrankung, weil das Tier sich immer in den Vordergrund gespielt hat	Chicory, Heather
→ Rheuma, Magen, Dünndarm, Dickdarm, Nieren, starr	
Stolz	
unnahbar, zieht sich zurück, isoliert sich, Einzelgänger, lehnt Hilfe ab	Water Violet
geht immer auf Distanz → Angst	Water Violet
totale Sturheit, widersetzt sich jedem Erziehungsversuch	White Chestnut
intolerant, arrogant	Beech
dominant	Vervain, Vine
→ Kontaktschwierigkeiten, stur, trotzig	

ABC der Verhaltensweisen und Erkankungen	benötigte Bach-Blüten
Stopp	
stoppt, verbellt grundlos immer an derselben Stelle	White Chestnut, Chestnut Bud
bei allem, wo es nicht weitergeht	Hornbeam
Strafe	
bestraft sich selbst, z. B. durch Selbstverstümmelung, fühlt sich schuldig	Pine
→ Rupfen, Qual, Macht, Tyrann	
Merken: Strafe hat in der modernen Erziehung von Tieren (und Menschen) keinen Platz mehr. Man korrigiert oder ignoriert eine nicht gelungene Übung, probiert es noch einmal (positive Verstärkung, Clickertraining). Wurfkette, Rasseldose, Wasserspritzflasche usw. als Abschreckung haben weitgehend ausgedient. Sie sollten – wenn überhaupt – für „harte Brocken" nur von Profis angewendet werden, da es leicht zu Fehlverknüpfungen kommen kann. Besser: Unterordnungsübungen, damit das Tier seine souveräne Bezugsperson respektiert. Das „Join-Up" mit Pferden (Monty Roberts) funktioniert auch mit Hunden. Das deutsche Tierschutzgesetz verbietet Instrumente, die Tieren vermeidbare Schmerzen zufügen (Stachelhalsbänder, Würger, Elektroschockgeräte).	
Streicheln	
will immer gestreichelt werden, verlangt Aufmerksamkeit	Chicory, Heather
→ liebebedürftig	
Streit	
leidet bei Streit, harmoniebedürftig	Agrimony
Schock durch Streit	Star of Bethlehem oder Rescue
Stress (mentale Spannung)	
fühlt sich vorübergehend überfordert	Elm
Dauerstress	
in Panik	Rock Rose
durch Überangebot, will/muss alles probieren	Wild Oat, White Chestnut
durch Reizüberflutung (zu vielen unwichtigen Dingen ausgesetzt)	White Chestnut
überfordert durch Routine, mag morgens nicht aufstehen	Hornbeam
übertriebener Einsatz, überfordert	Oak
verausgabt sich, überlastet	Vervain, Olive
innerer Druck (überängstlich, überaggressiv)	Cherry Plum
durch übertriebenes Verantwortungsgefühl	Pine, Red Chestnut

ABC der Verhaltensweisen und Erkankungen	benötigte Bach-Blüten
fühlt sich schuldig	Pine
Ungeduld	Impatiens
Angst	Mimulus
Panik	Rock Rose, Cherry Plum
innere Ausweglosigkeit	Sweet Chestnut
innere Stresssituation meistern, z. B. bei Krankheit, Allergie	Walnut
→ Überlastung, Sport, empfindlich, Angstbeißer	
Merken: Im Stressmodus macht die Körperzelle zu. Dann können weder Nährstoffe noch Sauerstoff hineingelangen. Stress (negative Gefühle jeder Art) blockiert das Immunsystem. Lernen ist dann nicht möglich.	
Streunen	
aus Langeweile, unausgefülltes Leben	Wild Oat, Agrimony, Vervain
findet daheim keine Aufmerksamkeit	Chicory, Heather
sucht Liebespartner	Agrimony, Wild Oat, Cherry Plum, White Chestnut Gegenmaßnahmen treffen, damit das Tier nicht in Gefahr gerät, z. B. ausbruchsicherer Gartenzaun, Katze: Nachricht ans Halsband, ob die Katze einen zweiten Besitzer hat
Stubenunreinheit	
Überheblichkeit, Dominanz, Protest	Vine, Vervain, Beech
Taktik (Besitzer soll sich mehr kümmern)	Chicory, Heather
bei streng behandelten Tieren	Cherry Plum, Larch, Centaury
überschießende Reaktion, z. B. bei Begrüßung eines Heimkommenden, aus Freude	Cherry Plum, Larch
meldet sich nachts aus Angst nicht	Cherry Plum, Larch, Pine
unaufmerksam, verträumt, gleichgültig	Clematis, Chestnut Bud
mit der Kraft am Ende, im Alter	Gorse, Olive, Rescue
auch möglich: Tür zur Katzentoilette ist nicht nicht ständig offen	
Katze benutzt Toilette nicht → Katzentoilette	
→ Blase, Blasenschwäche, Durchfall	bei Verdacht auf Krankheit: Tierarzt!

ABC der Verhaltensweisen und Erkankungen	benötigte Bach-Blüten
stur	
widersetzt sich jedem Erziehungsversuch	White Chestnut, Chestnut Bud
zu dominant, eigensinnig	Vine, Beech
Einzelgänger, kapselt sich ab	Water Violet
→ trotzig	
Sucht (jeder Art, z. B. Fressgier)	Cherry Plum, Agrimony
Heißhunger, besonders auf Süßes (oft Folge von Cortison)	Chicory (Cortison ausleiten: Crab Apple)
Fresssucht durch inneren Druck	Wild Rose
als Ausgleich für ein gespielt fröhliches Wesen (verdeckte Probleme)	Agrimony
als Ersatz, Suche nach Erfreulichem	Honeysuckle
verzweifelte Suche nach Erfüllung, immer etwas anderes (Fress-, Arbeits-, Sexualitäts-, Zerstreuungssucht usw.)	Wild Oat
Kompensierung des inneren Drucks	Cherry Plum, Wild Rose
als Flucht in gesteigerte Verträumtheit	Clematis
bei sehr schlimmem inneren Druck	Rock Rose
Aassüchtigkeit	meist Ernährungsfehler: zu hoher Fleischanteil
Minderwertigkeitsgefühl als Auslöser	Larch
Ursachen behandeln:	
Angst	Aspen, Mimulus
Anspannung	Impatiens, Oak, Vervain
Unruhe	Impatiens
Hoffnungslosigkeit	Gorse
Depression	Mustard, Gentian
→ Zorn, Nervosität, Melancholie und andere Emotionen, die mit der Sucht gedämpft werden sollen	
Suhlen	
überdecken des Parfümgeruchs nach Bad	normal
aus Angeberei	Vine, Vervain
Wälzen im Sand, Gras → Sucht, Parasiten, Juckreiz, Stress	Ausdruck von Lebensfreude, Stressabbau

ABC der Verhaltensweisen und Erkankungen	benötigte Bach-Blüten
T	
Tagträumer	
teilnahmslos, unaufmerksam, abwesend	Clematis
Suchtgefahr bei Flucht in den Traum	Clematis
gedankenverloren	White Chestnut
traurig, lebt in der Vergangenheit	Honeysuckle
Schock nicht verarbeitet	Star of Bethlehem
Taktik	
spielt sich in den Vordergrund	Chicory
kläfft, winselt, jault, zerstört, wirft Dinge absichtlich um	Chicory, Vine
macht Übungen nur noch gegen Belohnung	Chicory
unbewusst herbeigeführte Krankheit	
als Entschuldigung für Untätigkeit	Larch
um einem Ereignis aus dem Weg zu gehen	Mimulus
→ allein sein, aufdringlich	
Talent	
steigern, fördern	Chestnut Bud, Heather
Erfahrungen umsetzen	Chestnut Bud
Konzentration erhöhen, Wahrnehmungsvermögen schärfen	Chestnut Bud
Unfähigkeit, mangelndes Zutrauen	Gentian, Larch
hat zu viele Interessen, macht alles nur halb	Wild Oat
Taubheit → Ohr	
Temperament	
regulieren jeder übertriebenen Form	Cherry Plum, Impatiens
überaggressiv, überängstlich, überzüchtet	Cherry Plum, Beech
plötzliche Temperamentsausbrüche	Cherry Plum
erbarmungslose Angriffe	Cherry Plum, Holly
dreht durch, Kurzschlusshandlung	Cherry Plum
großer innerer Druck, Panik	Cherry Plum, Rock Rose
zwanghaftes Verhalten	Cherry Plum
teilnahmslos, unaufmerksam, verträumt	Clematis
langsam, träge, schläft viel	Clematis
→ Angst, Aggression, Pfotenlecken, Rupfen	

ABC der Verhaltensweisen und Erkankungen	benötigte Bach-Blüten
Teufelskreis	
Situation kommt immer wieder, z. B. Krankheit	White Chestnut, Chestnut Bud
Therapieversagen	
eine Blockade durch Resignation, Panik oder Schuldgefühle verhindert erfolgreiche Behandlung	Wild Rose, Rock Rose, Pine
den Durchbruch schaffen	Holly
Versagen anderer Heilverfahren, daher Zweifel an der Genesung	Gentian, auch für den Tierhalter
gibt schnell auf (starke Blockade, Therapie unbedingt fortsetzen)	Gentian
jede Hoffnung auf Besserung verloren	Gorse (auch für den Tierhalter!)
völlig niedergeschlagen, kein Lebensmut mehr	Wild Rose, Sweet Chestnut
keine Kraft zur Genesung	Wild Oat, Gentian
schlecht heilende Wunde	Wild Oat, Holly, Gorse
undefinierbares Krankheitsbild, allgemeines Unwohlsein	Wild Oat
Öffnung, Klärung erreichen	Holly, Wild Oat
will nicht gesund werden, lässt sich gern pflegen („Krankheitsgewinn")	Heather, Chicory
Tick	
Zwangshandlungen, z. B. ständiges Kratzen, Augenzwinkern	Cherry Plum, Vervain
Tierarzt	
vor der Behandlung	Rescue (auch für die Begleitperson)
Misstrauen, extreme Gemütslage	Gentian, Willow
Panik (Augenausdruck!)	Rescue oder Cherry Plum + Rock Rose
→ Operation	
Tierheim	
wurde gequält	Rescue, Aspen, Centaury, Pine
wurde ausgesetzt	Rescue, Aspen
Angst soll sich nicht festsetzen	Aspen, Star of Bethlehem, Pine
Seelentrost bei einschneidendem Erlebnis	Star of Bethlehem
ist ständig ungerecht behandelt worden	Pine
Mut und Selbstvertrauen fehlen	Gentian
keine Lebensfreude, keine Vitalität	Mustard, Centaury, Clematis, Wild Rose
völlig am Ende, kaum vermittelbar	Sweet Chestnut

ABC der Verhaltensweisen und Erkankungen	benötigte Bach-Blüten
vor Wechsel in neue Umgebung	Walnut
Eingewöhnung fällt schwer	Walnut, Honeysuckle
will sich nicht anpassen	Water Violet, Wild Oat, Vine
Heimweh	Cerato, Honeysuckle, Star of Bethlehem
→ Apathie, Kontaktschwierigkeiten, Tod	
Tod	
eines geliebten Menschen/Freundes verkraften	Star of Bethlehem, Honeysuckle
Trauer, Weltschmerz, Sehnsucht nach früher	Mustard, Honeysuckle
kompensiert Trauer mit Fröhlichkeit	Agrimony
wird mit neuem Zustand nicht fertig, verzweifelt, will auch sterben	Sweet Chestnut, Clematis
Besitzer: sehnt sich nach einem Wiedersehen im Jenseits	Clematis
fühlt sich schuldig am Verlust	Pine
Kummer, Depression	Gentian
Resignation durch Verlust der Jungen, Fehlgeburt	Wild Rose
Liebe über den Tod hinaus, kein Platz für Neues	Honeysuckle, Sweet Chestnut, Walnut
Neubeginn allein schaffen, ohne Wehmut	Walnut
Todesangst	Rock Rose
Todesahnung	Aspen
todesnah	
durch Panik, klinisch tot	Rock Rose
nach Schock	Star of Bethlehem
völlige Hoffnungslosigkeit, kein Ausweg	Rock Rose, Gorse
Besitzer fühlt sich schuldig am Tod des Tieres	Pine
→ Sterbehilfe, Einschläfern	
Trächtigkeit	
zur Beruhigung	Scleranthus
zur Stärkung	Olive
das Neue verkraften (vor allem bei erster Trächtigkeit)	Walnut
zu aktiv	Wild Oat
Stärkung von Bindegewebe, Muskeln, Sehnen, Gelenken	Hornbeam

ABC der Verhaltensweisen und Erkankungen	benötigte Bach-Blüten
Angst	
vor großer Veränderung	Star of Bethlehem
vor der Geburt	Mimulus (schon einige Tage vorher geben!)
dass etwas schief geht	Aspen (besonders für den Besitzer)
übergroße Sorge um den Nachwuchs	Red Chestnut
überschießende Reaktionen	Cherry Plum
Ungeduld, innere Anspannung, Unruhe, kann die Geburt nicht abwarten	Impatiens
Muttertier an der Grenze der Belastbarkeit	Sweet Chestnut
Wehenschwäche verhindern	Elm, Hornbeam, Olive
Ausfluss	Crab Apple, Tierarzt (evtl. Fötus gestorben)!
Panik für das Jungtier durch Sturz der Mutter, Abtreibungsversuch usw.	Rock Rose oder Rescue für die Mutter, nach der Geburt auch für das Jungtier
unerwünscht, Abtreibung	Star of Bethlehem
→ Geburt, säugen, Milchstau, Scheinträchtigkeit, Sexualverhalten	
Trägheit → Apathie, Tagträumer, abnehmen	
Trauer → Tod	
Trauma	
körperlich, z. B. Schleudertrauma	Rescue oder Star of Bethlehem
Schock verarbeiten	Rescue oder Star of Bethlehem, Larch
Schmerzen	Star of Bethlehem, Agrimony
belastende Erlebnisse, Ärger, Enttäuschung, seelischer Schmerz	Star of Bethlehem, Gorse
Geburtstrauma	Rock Rose, Star of Bethlehem
PTSD: post traumatic stress disorder = posttraumatisches Stresssyndrom: etwas Ähnliches löst dieselbe Angst und denselben Stress aus (z. B. Geräusche, Umgebung)	Star of Bethlehem, Elm, Rock Rose
träumen	
Albträume, Angst	Aspen, Rock Rose, Wild Rose
Beine rennen, Lautäußerungen (Anspannung)	Agrimony
träumt viel nach Einnahme von Bach-Blüten	Probleme werden verarbeitet, gut so!
→ Tagträumer, verarbeiten	

ABC der Verhaltensweisen und Erkankungen	benötigte Bach-Blüten
Traurigkeit	
zeitweise grundlos traurig, alles scheint trostlos	Mustard
braucht Trost bei Verlust	Honeysuckle
große Traurigkeit nach Schock	Star of Bethlehem
weil Schwierigkeiten im Weg sind	Gentian
weil alles vergebens scheint	Gorse
unterschwellig, resigniert, zu nichts Lust, mit allem abgefunden	Wild Rose
→ Apathie, Depression, Tod	
Trennung	
von Menschen, den Jungen, Freunden, anderen Tieren	Honeysuckle
→ Neubeginn, Tod, Traurigkeit, Depression, Apathie, Verzweiflung	
Trinkverhalten	
trinkt viel	
→ Diabetes, Nieren	
kurz vor der Geburt, nach körperlicher oder geistiger Anstrengung (Stress macht durstig), bei Trockenfutter, Wärme und Gabe von Crab Apple	normal
Trost	
bei großer Veränderung, Verlust	Star of Bethlehem
lässt sich nicht trösten nach Schock	Star of Bethlehem
verzweifelt	Sweet Chestnut
Tiermutter jammert bei Abgabe der Jungen	Honeysuckle
kleinste Veränderung wird nicht verkraftet	Honeysuckle, Walnut
Umzug, Neuanschaffung, Besitzerwechsel	Honeysuckle, Walnut
Verlust eines Artgenossen	Star of Bethlehem, Sweet Chestnut, Honeysuckle
Anerkennung fehlt	Chicory
→ Depression, Apathie, Tod, Traurigkeit	
trotzig → stur, aufsässig, Tyrann, Protestverhalten, Mittelpunkt	Holly, Willow
Tumor → Krebs	
Tyrann	
Zerstörungswut	
aus Taktik	Chicory
Angst → allein sein, Rupfen	Aspen, Cerato, Larch
übersteigerter Wille, Dominanzstreben	Vine, Beech
unterdrückt Schwächere	Vine

ABC der Verhaltensweisen und Erkankungen	benötigte Bach-Blüten
stört die Ruhe, z. B. nachts	Vine
für den Menschen, um nicht nachzugeben	Centaury
übertriebenes Selbstbewusstsein	Beech, Vine
quengelt, weil stark personenbezogen	Centaury, Cerato
winselt, kläfft, jammert, um beachtet zu werden	Chicory
Tagesablauf muss sich nach ihm richten	Chicory, Vervain
drängt sich immer dazwischen, „ewiges Kind“	Heather
wird lästig, will z. B. immer auf den Schoß	Heather
überaggressiv	Cherry Plum, Holly
→ stur, trotzig, Protestverhalten	
U	
Übelkeit	
unkontrollierte Reaktion	Cherry Plum
Beklemmung	Agrimony
ohne konkrete Störung, allgemeines Unwohlsein	Wild Oat
Angst vor Übelkeit	Mimulus
Stabilisierung des Gleichgewichts	Scleranthus
→ Magen, Reisekrankheit, Erbrechen, Auto	
Überdruss	
durch Alltäglichkeit, Ereignislosigkeit	Hornbeam, Wild Rose
Überforderung	
körperlich überanstrengt	Olive, Hornbeam, Oak, Vervain
vorübergehend, durch Stress	Elm
will in Ruhe gelassen werden	Agrimony
lässt sich ausbeuten, will Lob	Centaury
resigniert, weil die Situation immer schlimmer wird	Wild Rose
→ Erschöpfung	
übergangen	
fühlt sich übergangen	
nach Einmischung	Chicory
grollt	Willow
zu dominant	Vine, Beech
will im Mittelpunkt stehen	Heather, Chicory

ABC der Verhaltensweisen und Erkankungen	benötigte Bach-Blüten
Übergewicht → abnehmen	
überheblich	
arrogant	Beech
stolz	Water Violet
dominant	Vine, Vervain
Überlastung	
jeder Anforderung nachgekommen, kann nicht Maß halten, nicht müde	Oak
Übereifer, hat sich verausgabt	Vervain
hält für Lob bis zum Umfallen durch	Centaury
zu diszipliniert, fordert zu viel von sich	Rock Water
körperlicher Zusammenbruch	Rescue oder Rock Rose
ist am Ende der seelischen Belastbarkeit	Sweet Chestnut
nach anstrengendem Einsatz, z. B. von Such- und Schutzhunden	Wild Rose
zu gutmütig, will gefallen	Centaury
aus Harmoniebedürfnis	Agrimony
Stress, kann plötzlich das Gelernte nicht mehr	Elm
nicht handlungsfähig, überfordert	Elm
ungeduldig	Impatiens
→ Erschöpfung, Sport	
überschießende Reaktionen jeder Art	
plötzlich auftretend	Cherry Plum
durch Überzüchtung	Cherry Plum, Beech
Übersprungshandlung	
Abbau von Stress	Elm
als Ersatzbefriedigung	Honeysuckle, Agrimony
übersteigert, z. B. kratzt oder leckt sich ständig	Cherry Plum (Hautprobleme: Crab Apple)
übertriebenes Verhalten	
aufdringlich, wird lästig	Chicory, Heather
Beschützerverhalten	Red Chestnut, Chicory
Pflichtbewusstsein	Oak
Begeisterung	Vervain
Selbstbewusstsein	Beech
Reaktionen	Cherry Plum, Holly

ABC der Verhaltensweisen und Erkankungen	benötigte Bach-Blüten
Handlungen, z. B. ständiges Kratzen	Cherry Plum
Reinigungsbedürfnis	Crab Apple, Cherry Plum
denkt an nichts anderes mehr	White Chestnut, Chestnut Bud
Markierverhalten → markieren	
Überzüchtung	
Fehlverhalten jeder Art (Überängstlichkeit, Überreaktionen)	Cherry Plum
unausgeglichenes Wesen	Beech, Scleranthus
angeborene Fressgier	Cherry Plum, Agrimony
krankheitsanfällig	Centaury, Mimulus
→ Aggressivität, Angst	
Umzug	
vermisst das frühere Zuhause	Honeysuckle, Walnut, Zweittier
Katze läuft immer wieder zur alten Wohnung	Honeysuckle, Walnut
Freigängerkatze darf nur noch in der Wohnung sein	Honeysuckle, Walnut
→ Neubeginn	
unaufmerksam	
unkonzentriert	Chestnut Bud
schnell abgelenkt	Agrimony
teilnahmslos, verträumt	Clematis, Honeysuckle
gelangweilt, weil zu intelligent	Wild Oat
mit den Gedanken nicht bei der Sache	White Chestnut
→ lernen, Konzentration	
Unausgeglichenheit	
zuchtbedingt	Cherry Plum, Beech
kopflos	Cherry Plum
läuft auffallend hin und her	Cherry Plum
ruhelos, ungelehrig	Chestnut Bud
immer in Aktion, überdreht	Agrimony
innere Unruhe durch Probleme	Agrimony
ungeduldig, innere Anspannung	Impatiens
sprunghaft, keine innere Balance	Scleranthus
müde, weil einseitig eingespannt, Routine	Hornbeam
→ Unruhe, Nervosität	

ABC der Verhaltensweisen und Erkankungen	benötigte Bach-Blüten
unbeherrscht → überschießende Reaktionen	
Unbeholfenheit	
macht immer dieselben Fehler	Chestnut Bud
nimmt Dinge nicht recht wahr	Chestnut Bud, Clematis
Katze: wirft Dinge um	Chestnut Bud, Vine
→ Lernen, Taktik	
unberechenbar	Scleranthus, Cherry Plum
→ Aggression	
Unentschlossenheit	
wirkt unentschlossen, keine Willenskraft	Cerato, Centaury
kann sich nicht entscheiden, zögert	Scleranthus
Unfall	
körperlicher/seelischer Schock	Rescue, wenigstens Rock Rose + Star of Bethlehem, bis ärztliche Hilfe kommt
Unfug	
Zerstörungswut → Tyrann	
→ Aufmerksamkeit, Taktik, Mittelpunkt, Markieren, allein sein, Unausgeglichenheit	
Ungeduld	
starke innere Anspannung	Impatiens
immer in Eile, nicht gelassen	Impatiens
treibt andere an, kein Verständnis für die Langsamkeit anderer (Treibhund: bellt viel)	Impatiens
überzüchtet	Beech, Cherry Plum
ungerecht	
fühlt sich ständig ungerecht behandelt, grollt	Willow
Zorn, Hass, Feindseligkeit	Holly, Vine
→ Intoleranz	
ungeschickt → lernen, Unbeholfenheit	
Unglück	
zieht das Unglück an, „sucht“ das Leid	
fühlt sich schuldig	Pine
Pechvogel	Gentian
macht immer denselben Fehler	Chestnut Bud
unnahbar → scheu	

ABC der Verhaltensweisen und Erkankungen	benötigte Bach-Blüten
Unordnung	
verbreitet Unordnung, chaotisch	Chestnut Bud
Unruhe	
immer in Aktion, nervös, überdreht	Agrimony
innerlich, durch Probleme, auch nachts	Agrimony
versetzt die Umgebung in Unruhe	Agrimony
Gefühlsüberschuss, innere Ruhe fehlt	Cherry Plum
läuft auffallend hin und her, ständig in Bewegung	Cherry Plum
Katze: rollig, will ständig hinaus	Cherry Plum
ungeduldig	Impatiens
überzüchtet	Cherry Plum, Beech
putzt sich ständig	Crab Apple
leicht erregbar, ärgerlich	Holly
innere Unruhe durch viele unwichtige Gedanken	White Chestnut
extreme innere Unruhe, Beklemmung	Sweet Chestnut
→ Schlaf, Angst, Nervosität, Unausgeglichenheit, Anspannung, Krampf	
unsauber	
fühlt sich unsauber, putzt sich oft	Crab Apple
→ Stubenunreinheit	
Unsicherheit	
unbestimmte Angst, überängstlich	Aspen, Cherry Plum
kein Selbstbewusstsein	Larch, Centaury
natürlicher Instinkt fehlt	Cerato
bei Veränderungen der Lebensumstände	Centaury, Walnut
leicht beeinflussbar, kein fester Wille	Walnut, Centaury
Augenausdruck: unsicher, hilflos	Pine, Larch
orientierungslos	Wild Oat
Gleichgewicht fehlt, körperlich/seelisch	Scleranthus
unsicherer Gang	Scleranthus, Star of Bethlehem
nicht schwindelfrei	Mimulus, Scleranthus
unterdrücken	
lässt sich unterdrücken, willensschwach	Centaury, Larch
will andere unterdrücken	Vine, Chicory

ABC der Verhaltensweisen und Erkankungen	benötigte Bach-Blüten
unterdrückt Verzweiflung	Sweet Chestnut
unterdrückt Kummer, überspielt ihn mit Fröhlichkeit (Clown)	Agrimony
unterlegen	
fühlt sich unterlegen	Centaury, Larch, Pine, Cerato
Unterordnung/Unterwürfigkeit	
kritiklos, lässt sich alles gefallen, unterwürfige Körperhaltung, „underdog"	Centaury
unterwirft sich bei Angriff sofort	Centaury
gehorcht jedem, kein Selbstbewusstsein	Cerato, Larch
lässt sich alles gefallen, quälen	Centaury
zu lieb und gutmütig, will Lob	Centaury
lässt sich unterdrücken, wird dann aggressiv (→ Angstbeißer!)	Centaury, Holly
geduckte/starre Haltung, wird unterworfen, fühlt sich schuldig	Pine, Centaury, Larch
geht freiwillig bei Fuß, klammert, sucht Aufmerksamkeit	Pine
ängstlich, verteidigt sich nicht	Aspen, Mimulus, Pine, Chicory, Heather, Cerato
läuft panisch davon	Rock Rose
mag sich derben Methoden nicht unterordnen, wird „bockig" (typisch für Bearded Collies und ähnliche Rassen)	Mimulus; ein besonders kluges, sensibles Tier – Ausbildungsmethode ändern!
→ Dominanz, Willen, Tyrann, Unterwürfigkeit, Selbstbewusstsein	
unverstanden	
fühlt sich nicht anerkannt	Chicory
will im Mittelpunkt stehen	Heather
grollt	Willow, Holly
unvorsichtig → leichtsinnig	
unzufrieden	
mit sich selbst	Pine, Larch
unausgefüllt, kein Ziel, alles Neue befriedigt nicht	Wild Oat
verbittert	Willow, Holly
Unzufriedenheit wird unter einer Maske verborgen	
Arbeitseifer	Oak
Fröhlichkeit	Agrimony
→ Minderwertigkeitsgefühl, Stress, Erschöpfung, Apathie	

ABC der Verhaltensweisen und Erkankungen	benötigte Bach-Blüten
V	
vegetatives Nervensystem	
schwach	Rock Rose
→ Nervosität	
Vegetieren	
vegetiert dahin, kein Lebensinteresse, hat sich mit allem abgefunden, klagt nicht, gibt sich keine Mühe	Wild Rose
→ Apathie, Depression	
Veränderung	
einschneidend, braucht Trost	Star of Bethlehem, Sweet Chestnut
hat keine Aufgabe mehr	Oak, Sweet Chestnut
wird schlecht verkraftet	Honeysuckle
Verlust jeder Art (Mensch, Artgenosse, Beschäftigung, Umzug)	Honeysuckle, Walnut, Gentian
anfällig, wird mit keiner Veränderung fertig	Walnut
neuer Weg (geistig, seelisch, körperlich) soll beschritten werden	Walnut
innere Stabilität fehlt bei Veränderung	Walnut
kann sich schlecht an Neues gewöhnen	Wild Oat
vorbeugend bei Ortsveränderung (Reise)	Larch
→ Neubeginn	
Verantwortung	
übertriebenes Beschützerverhalten	Chicory, Red Chestnut
fühlt sich einer Aufgabe nicht gewachsen	Elm
übertriebenes Verantwortungsgefühl	Pine, Red Chestnut
fühlt sich schuldig	Pine
will keine Verantwortung übernehmen	
für die Nachkommen, fordert eigene Freiheit	Wild Oat
für sich selbst: Opferhaltung	Willow
verarbeiten	
zurückliegendes Ereignis verkraften (seelischer Schock)	Star of Bethlehem
Sehnsucht nach Vergangenem	Honeysuckle
schlimme Erfahrungen	Pine, Willow

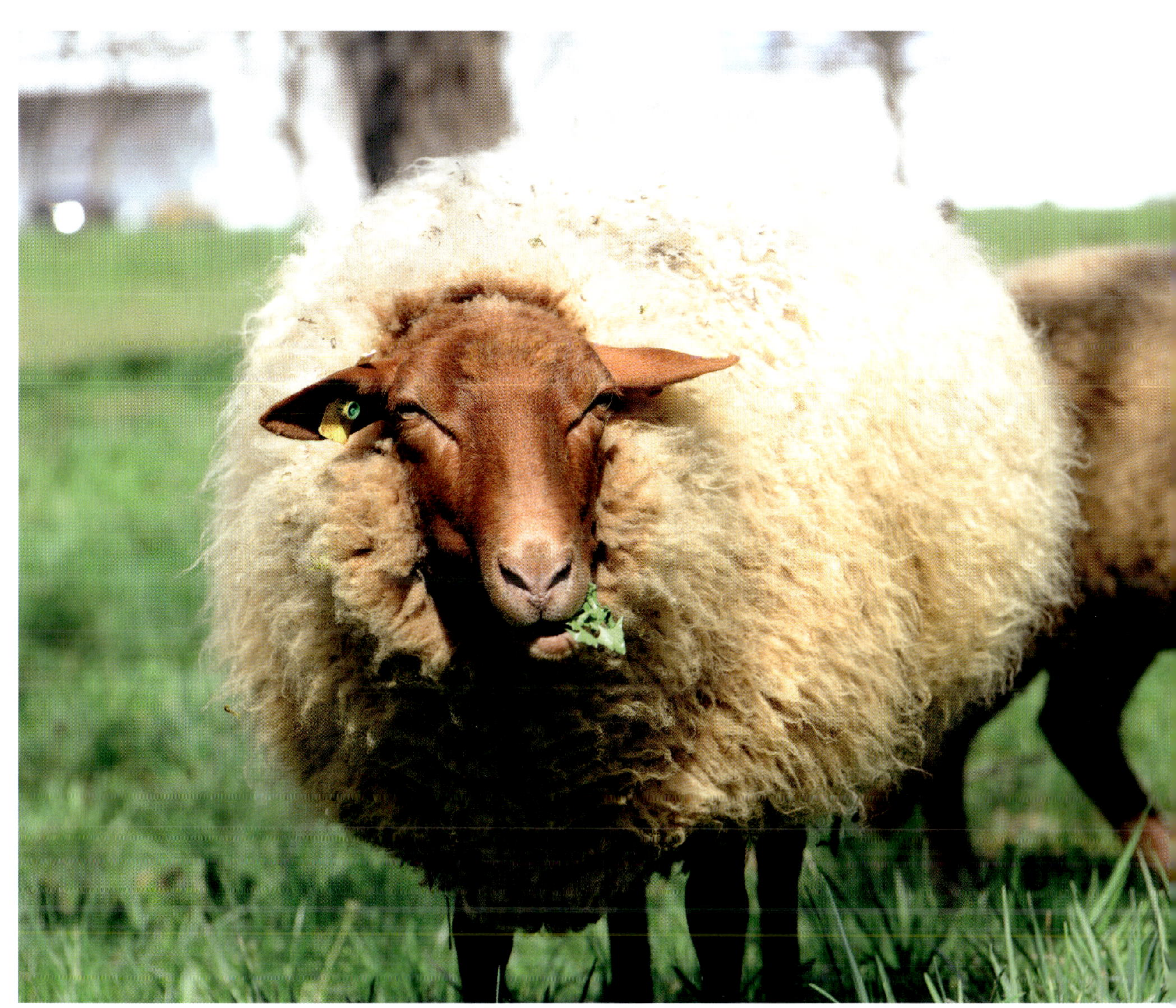

ABC der Verhaltensweisen und Erkankungen	benötigte Bach-Blüten
verärgert	Holly, Willow
Verband abreißen	
verhindern	Cherry Plum, Willow, Holly
verbittert	
Groll	Willow, Holly
fühlt sich ungerecht behandelt	Willow, Chicory
fühlt sich schnell angegriffen	Willow, Vervain
denkt nur an die Vergangenheit	Honeysuckle
→ Stolz	
Verbrennung	Rescue, sofort kühlen!
Wunde	Rescue Cream (an den Wundrand)
gegen den Schock	Rescue oder Star of Bethlehem
Verdauung	
Probleme, weil das Futter hastig verschlungen wird	Impatiens
→ Durchfall, Verstopfung, Magen-Darm-Erkrankung	
verdrängen	
Probleme verdrängen durch Sucht, Schauspielerei	Agrimony
unter den Teppich kehren (Alltagsnotwendigkeiten, äußere Umstände)	Cherry Plum
lernen, Dinge zu verarbeiten	Chestnut Bud, Agrimony, Willow, Pine
Vergangenheit	
Sehnsucht nach alten Gewohnheiten, braucht Trost	Honeysuckle
Schock nicht verarbeitet, z. B. nach Tod eines Freundes	Star of Bethlehem
neue Situation ohne Bedauern annehmen, soll nicht mehr zurückblicken	Walnut
→ Tierheim, Neubeginn, Veränderung	
Vergesslichkeit	
vergisst das Gelernte	Chestnut Bud
Gedächtnislücken, verdrängt das Vergangene	Rescue, Honeysuckle
Vergiftung	Rescue + Crab Apple alle 5 Minuten, bis der Tierarzt erreicht ist. Bei ätzenden Chemikalien kein Erbrechen auslösen!
Ausleiten von Giftstoffen aller Art	Crab Apple

ABC der Verhaltensweisen und Erkankungen	benötigte Bach-Blüten
Verhaltensstörungen	
genetisch, durch Überzüchtung	Cherry Plum, Beech, Holly
→ Tyrann, Aggression, Rupfen, allein sein, Flucht-, Fress-, Instinkt-, kopfloses, Protest-, Sexual-, Sozial-, übertriebenes, zwanghaftes Verhalten u. v. m.	
verkraften → verarbeiten, Kraft	
Verkrampfung → Krampf	
Verletzung	
Erste Hilfe	Rescue (mehrmals, alle 5 Minuten)
schwere Verletzung (Bruch, tiefe Wunde)	Rescue, Larch
stumpfe Verletzung (Prellung, Verstauchung, geschlossener Bruch)	Rescue Cream halbstündlich
neigt zu Verletzungen, weil zu geduldig, lieb, gutmütig (ist überlastet)	Centaury
neigt zu immer derselben Verletzung	White Chestnut, Chestnut Bud
soll Verband nicht abreißen	Cherry Plum, Willow, Holly
große Schmerzschübe verhindern	Cherry Plum, Holly
Schmutz und Stoffwechselschlacken entfernen	Crab Apple (auch als Rescue Cream am Wundrand)
schnellere Wundheilung	Gentian, Sweet Chestnut, Wild Rose (auch äußerlich)
Rückschläge verhindern	Gentian, Sweet Chestnut
schlecht heilende Wunde	Gorse, Wild Oat, Holly, Honeysuckle
Wunde bricht immer wieder auf	Holly
langwierige Verletzung	Holly
nicht heilen wollende Wunde	Honeysuckle
neuen Aus-/Aufbruch verhindern	Walnut
endgültige Ausheilung	Scleranthus
Stärkung bei lang anhaltenden Verletzungen	Hornbeam, Olive
Angst vor Schmerzen	Mimulus
Nachbehandlung: Angst vor Belastung	Mimulus
Muskeln stärken	Olive, Hornbeam
fühlt sich verletzt	Chicory, Willow
→ Narbe	

ABC der Verhaltensweisen und Erkankungen	benötigte Bach-Blüten
Verlust	
jeder Art (Besitzer, Gesundheit, Jugend, Umgebung), nicht verarbeitet	Honeysuckle, Walnut
als Ursache einer Krankheit	Star of Bethlehem
Schock durch Verlust	Star of Bethlehem
Angst vor Verlust jeder Art	Mimulus
fühlt sich schuldig am Verlust	Pine
Kummer, Depression	Gentian
großer Verlust führt zu Resignation, kein Lebensinteresse mehr	Wild Rose
→ Tod, Vergangenheit, Melancholie	
vernachlässigen	
vernachlässigt sich, z. B. putzt sich nicht, wirkt resigniert	Wild Rose
untätig, weil Tagträumer	Clematis
lebt in der Vergangenheit	Honeysuckle
unausgefüllt, gelangweilt	Wild Oat, Agrimony
fühlt sich vernachlässigt	Chicory, Heather
Verrenkung	Rescue Cream
verrückt werden	
scheint verrückt zu werden (z. B. vor lauter Kratzen)	Cherry Plum
spielt verrückt (den Clown)	Agrimony
→ Tick	
versagen	
Selbstbewusstsein fehlt	Larch
Stress	Elm
Lernfähigkeit steigern	Chestnut Bud
fühlt sich schuldig an allem	Pine
→ Prüfung	
Verspannung	
Muskeln	Oak
weil sich alles nach ihm richten muss	Vervain
Verkrampfung durch Überlastung, Unterforderung, Anpassungsschwierigkeiten, Probleme	Agrimony
zu starre Lebensführung	Rock Water

ABC der Verhaltensweisen und Erkankungen	benötigte Bach-Blüten
Verstauchung	Rescue + Rescue Cream
zur Stärkung	Olive
zur Ausheilung	Wild Oat
Verstopfung	
neigt dazu (Überzüchtung)	Cherry Plum
als Folge überschießender Reaktion	Cherry Plum
durch innere Anspannung	Agrimony
durch starre Lebensweise	Rock Water
weil durch Krankheit an Pflichterfüllung gehindert	Rock Water, Oak
weil sich alles nach ihm richten muss	Vervain, Heather, Chicory
egoistisch, will etwas „zurückbehalten"	Chicory
gegen lähmende Gemütszustände, Lebensgeister wecken	Gentian, Hornbeam, Wild Rose, Willow, Agrimony, Clematis
→ Dickdarm	Futter: Ballaststoffe zugeben, viel Flüssigkeit anbieten, ggf. etwas Speiseöl zusetzen
Vertrauen	
fehlt	Holly
fehlt aus Unsicherheit	Gentian
Zuversicht und Gelassenheit fehlen	Gorse, Gentian, Aspen
Lebensangst	Mimulus
in den eigenen Wert, in eigene Fähigkeiten und Kenntnisse fehlt	Larch
→ Scheu	
Verweigerung	
will immer an derselben Stelle nicht weiter	White Chestnut, Chestnut Bud
Hund verbellt immer an derselben Stelle	White Chestnut, Chestnut Bud
fehlende innere Energie	Wild Rose
→ stur, trotzig, Dominanz, Willen, Erschöpfung, Kraft	Leistungsfähigkeit beachten
verzetteln	
zu viel auf einmal	Wild Oat
unausgeglichen	Scleranthus
schusselig, zu schnell	Chestnut Bud, Impatiens

ABC der Verhaltensweisen und Erkankungen	benötigte Bach-Blüten
Verzweiflung	
Ausweglosigkeit, kein Lebensmut	Sweet Chestnut
nach dem Tod einer Bezugsperson oder eines Freundes	Sweet Chestnut, Star of Bethlehem, Honeysuckle
keine Hoffnung mehr	Gorse, Gentian
Panik, völlig außer sich, große Notsituation	Rock Rose
sehr tiefe Verzweiflung, klaglose Resignation	Wild Rose
Vitalität	
steigern nach Krankheit	Olive
schwächlich, Durchsetzungskraft fördern	Centaury
fehlt, weil resigniert, apathisch, zu nichts Lust	Wild Rose
mehr Lebensfreude im Alter	Honeysuckle
Vorahnungen	Aspen
→ Wahrnehmungsvermögen	
Vordergrund	
spielt sich in den Vordergrund	
aus Taktik (winselt, zerstört)	Chicory
will im Mittelpunkt stehen	Heather
aus Angst	Mimulus
übertriebener Schutztrieb	Chicory, Red Chestnut
Vorhautkatarrh → Absonderungen	

W	
wählerisch	
in allen Dingen, z. B. Futter	Crab Apple
um im Vordergrund zu stehen, z. B. verlangt Handfütterung	Heather, Chicory, Vine
Wahrnehmungsvermögen	
schärfen	Chestnut Bud
spürt jede Stimmungsschwankung, alle aufkommenden Differenzen, daher ängstlich	Aspen, Pine, Agrimony
verträumt, nimmt die Umgebung nicht wahr	Clematis
nimmt nur Negatives wahr, grollt	Gentian, Willow

ABC der Verhaltensweisen und Erkankungen	benötigte Bach-Blüten
Warze → Hauterkrankungen	
Wasserlassen	
nächtlicher Drang (überschießende Reaktion, Verkrampfung), meldet sich aus Angst nicht	Cherry Plum, Pine
aus Unsicherheit, fehlendem Selbstvertrauen	Larch
tagsüber häufig	zum Tierarzt
→ Nieren, Milz/Pankreas, Blase	
Wechsel → Neubeginn	
Welpen → Jungtiere	
Wehenschwäche → Geburt	
wehleidig	
bei Krankheit	Chicory, Heather
→ Depression	
wetterfühlig	
jedes Mal, wenn . . . (Wiederholung der Symptome), Wetterwechsel	Chestnut Bud
unruhig, spürt Veränderungen	Aspen
Spannungen abblocken	Walnut
Wetterwechsel (Schwankungen als Auslöser)	Scleranthus
→ Rheuma, Ischias, Kopfschmerzen	+ Vervain
→ Herz (Beklemmung)	+ Agrimony
Wichtigtuer	
„der Größte", Angeber (Hund scharrt), immer im Mittelpunkt	Heather, Chicory, Agrimony, Vine
intolerant, kampfbereit	Beech
→ Dominanz, Willen	
Widerstandskraft	
an der Grenze der seelischen Belastbarkeit	Sweet Chestnut
→ Immunsystem, Erschöpfung, Zusammenbruch	
Willen	
starken	
lässt sich alles gefallen	Centaury, Larch
leicht beeinflussbar, unsicher	Cerato, Walnut

ABC der Verhaltensweisen und Erkankungen	benötigte Bach-Blüten
übersteigert, zu dominant, intolerant	Beech, Vine
will anderen seinen Willen aufdrängen	Beech, Vervain, Vine
spielt sich in den Vordergrund	Chicory, Heather
leistet Widerstand	Holly, Vine
willensstark, ordnet sich nicht unter, gute Führernatur	Vervain
winseln → jammern	
Wundheilung	
offene Wunde	Rescue Cream (an den Wundrand)
tiefe Wunde	Larch
beschleunigen	Gentian, Sweet Chestnut, Wild Rose
will nicht heilen	Gorse, Holly, Honeysuckle, Wild Oat
bricht immer wieder auf, endlich ausheilen	Holly, Scleranthus
scheint unmöglich	Honeysuckle, Wild Oat
Narben vermeiden	Walnut, Honeysuckle (auch als Creme oder als Maulspülung bei gezogenem Zahn)
→ Absonderungen	
Merken: Wunden heilen sehr schnell mit warmen Calendula-Kompressen. Tiefe Wunden (z. B. Bisswunden), auch mit nässenden Absonderungen, heilen mit aufgetragenem Malventee aus der Tiefe her aus.	
Würmer → Parasiten	
Wut	Holly
fühlt sich schnell angegriffen	Willow, Vervain
fühlt sich ungerecht behandelt	Willow, Pine
Zorn, Hass, Feindseligkeit	Willow, Holly
aus Ungeduld wütend	Impatiens
unterdrückte Wut, Wutausbruch, Cockerwut, Retrieverwut	Cherry Plum, Holly
etwas „wurmt" das Tier	Crab Apple
→ Tyrann	

ABC der Verhaltensweisen und Erkankungen	benötigte Bach-Blüten
Z	
Zahn	
Zahnschmerzen	Rescue, Holly, Crab Apple (Maulspülung)
Zahnstein	Crab Apple, Centaury
gezogener Zahn	Rescue, Honeysuckle, Walnut (Spülung)
Zahnwechsel, -ausfall	Walnut
Zahnbehandlung durch den Tierarzt (davor und danach)	Rescue
nächtliches Zähneknirschen (Wiederkäuen von Gedanken)	White Chestnut
→ Maulhygiene	
Merken: Zahnstein tritt bei Hunden und Katzen kaum auf, wenn sie rohes Futter bekommen. Auch etwas Apfelessig im Trinkwasser kann helfen (tropfenweise gewöhnen). Zähneputzen und Kauartikel, die für Abrieb sorgen sollen, bringen erfahrungsgemäß nicht viel. Wöchentliches Wegkratzen von Zahnstein kann notwendig sein (Maulgeruch), raut aber die Oberfläche auf und macht sie noch anfälliger für Plaque. Sorgfältig vorbeugen, damit Zahnsteinentfernung nicht in Narkose durchgeführt werden muss.	
zart	
zarter Körperbau, Lebensangst	Mimulus
→ Schwäche, Nervosität	
Zecken → Parasiten	
Zerrung	Rescue Cream
lang andauernd	Holly
zur Ausheilung	Wild Oat
Zerstörungswut → Tyrann, allein sein	
zerstreut → Konzentrationsschwäche	
Ziel	
hat kein Ziel	
resigniert	Wild Rose
bringt nichts zu Ende, will immer etwas Neues anfangen	Chestnut Bud
ist unzufrieden mit allem, was neu angefangen wird, keine Ausdauer, zu viele Interessen	Wild Oat

ABC der Verhaltensweisen und Erkankungen	benötigte Bach-Blüten
eigene Ziele durchsetzen	
Taktik	Chicory
sehr schnell	Impatiens
drängt anderen seinen Willen auf	Vine
verausgabt sich	Vervain
zittern → Nervosität, Angst, Ungeduld, Überzüchtung (Tremor)	
zögern	
fehlendes Selbstvertrauen	Larch
in jeder neuen Situation	Larch
traut sich nichts zu	Gentian, Larch
unentschlossen	Scleranthus
→ Angst	
Zorn	Holly
als Reaktion auf	
Kritik, Tadel	Larch
vermeintlich ungerechtfertigten Tadel	Vervain
→ Groll	
Zucken	
als unkontrollierte Reaktion	Cherry Plum, Vervain
der Gliedmaßen im Traum	Agrimony
→ Nervosität	
zurückhaltend → Reserviertheit	
Zunge → Magen, Milz/Pankreas	
Zusammenbruch	
wegen Überlastung	Rescue, Vervain, Oak
Grenze der seelischen Belastbarkeit, unerträgliche Qual	Sweet Chestnut
körperlich Nervenzusammenbruch	Rock Rose, Olive
→ Nervosität, Erschöpfung	
zutrauen → Selbstbewusstsein	
Zuversicht	
gibt schnell auf, soll durchhalten	Gentian, Gorse
deprimiert	Gentian

ABC der Verhaltensweisen und Erkankungen	benötigte Bach-Blüten
Angst, Vertrauen fehlt	Aspen
Groll	Willow
zwanghaftes Verhalten	
muss ständig hin und her laufen, sich kratzen	Cherry Plum
hat einen Tick	Cherry Plum, Vervain
ein einziger zwanghafter Gedanke im Kopf	White Chestnut
„muss" sich ständig putzen und lecken	Crab Apple
Zweittier	
Gewöhnung aneinander, für beide	
bei Aggression, Eifersucht	Holly
bei Machtansprüchen	Vine, Beech
um die neue Situation zu verkraften	Honeysuckle, Walnut, Star of Bethlehem
Ersttier	
schmollt	Heather, Chicory, Willow
verteidigt sein Revier	normal
verteidigt vehement sein Revier	Beech, Cherry Plum, Holly, Vine
→ Apathie	
Merken: Geduld und Verständnis sind wichtig. Zwei Hunde sollten sich auf fremdem Terrain kennenlernen. So bringt das Ersttier einen Freund mit nach Hause. Nicht zu früh aufgeben (Gentian und Gorse helfen den Bezugspersonen). Besonders Katzen: Jedes Tier braucht einen eigenen Schlaf-, Futter-, Putz-, Toilettenplatz. Zweittier zunächst getrennt halten, bis es sich heimisch fühlt und selbstbewusster wird. Kratzbäume der verschiedenen Zimmer austauschen, damit beide sich an den Geruch der anderen Katze gewöhnen können.	
Zwinger	
→ Apathie, zwanghaftes Verhalten, Aggression	
Zwingersyndrom (das Tier war zu lange unter Artgenossen beim Züchter) → scheu, Dominanz	
Zwinger- und Kettenhaltung macht einsam, scheu, apathisch und aggressiv (Angstbeißer). Isolierte Haltung entfremdet das Tier von der Umwelt und von der Bezugsperson, sodass ein Hund keinen Grund sieht, seine Menschen zu beschützen. Auf dem Hundeplatz gehorcht er nur aus Angst. Mit dem Behandeln der Symptome kommt man nicht weit, die Lebensbedingungen müssen sich ändern.	

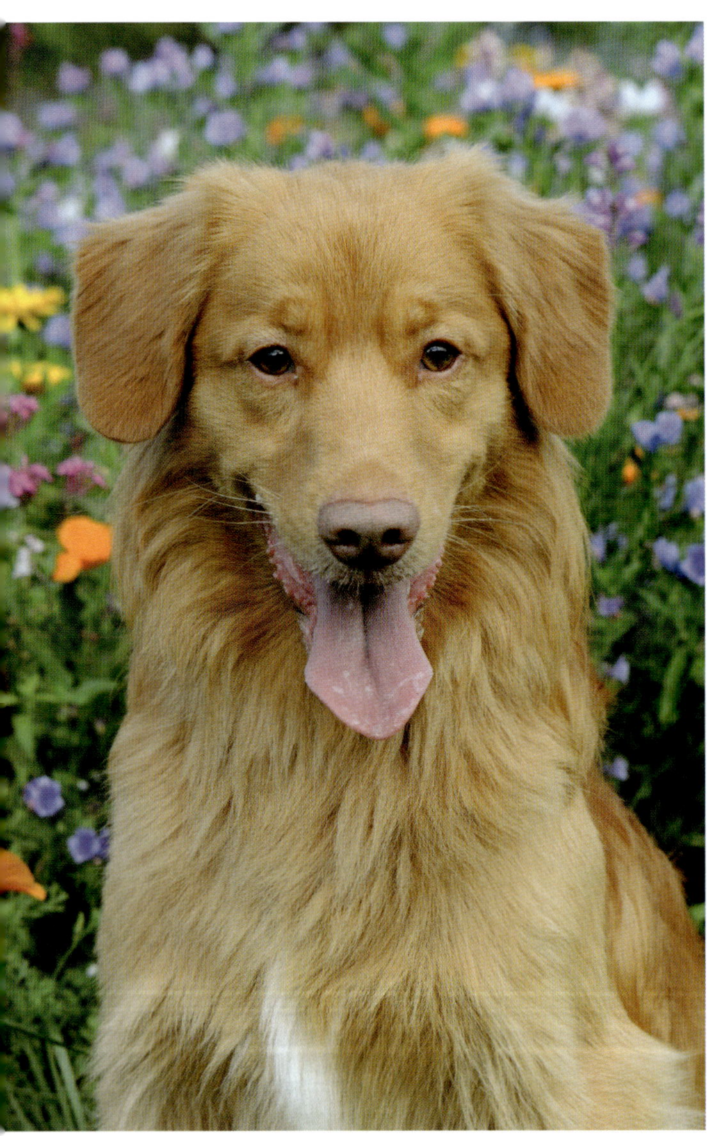

Glossar

Bach-Blüte, Blüte:
Kurzform von „Bach-Blüten-Essenz“

Einnahmeflasche:
Glasfläschchen mit Pipette oder Tropfeinsatz
Aus der Vorratsflasche wird 1 Tropfen Essenz mit 10 ml kohlensäurefreiem Mineralwasser gemischt.
Von dieser Mischung – also aus der Einnahmeflasche – gibt man dem Tier die Tropfen (gemäß Dosierungsempfehlung, Seite 21).

Bei Tieren:
keine Konservierung mit Alkohol. Daher das Einnahmefläschchen im Kühlschrank aufbewahren.

Mischung:
Für die Langzeiteinnahme hergestellte Mischung aus je 1 Tropfen Blütenessenz pro 10 ml kohlensäurefreiem Mineralwasser. Rescue Remedy wird doppelt dosiert: 2 Tropfen pro 10 ml Wasser.

Rescue Cream:
Fertige Notfallsalbe, kann mit Rescue + Crab Apple selbst hergestellt werden (siehe Seite 23).

stock bottle:
Original-Blütenessenzflasche, auch „Vorratsflasche“ genannt

Vorratsflasche:
siehe „stock bottle“

Wasser-Akuteinnahme:
2 Tropfen von jeder ausgewählten Blütenessenz pur ins Trinkwasser

Adressen

The Dr Edward Bach Centre
Mount Vernon
Bakers Lane
Brightwell-cum-Sotwell
Oxon, OX10 0PZ, UK
Telephone: +44 (0) 1491-834678
Fax: +44 (0) 1491-825022
www.bachcentre.com

**Institut für Bach-Blütentherapie, Forschung und Lehre
Mechthild Scheffer GmbH**

Deutschland und Schweiz
Eppendorfer Landstr. 32
20249 Hamburg
Telefon: +49 (0) 40/43257710
Fax: +49 (0) 40/435253
www.bach-bluetentherapie.de
E-Mail: info@bach-bluetentherapie.de

Österreich
Ingrid Haring
Pfeilgasse 29/14 (8. Bezirk/Josefstadt)
1080 Wien
Telefon: +43 (0) 1 5338640 0
Telefax: +43 (0) 1 533864015
E-Mail: bach-bluetentherapie@aon.at

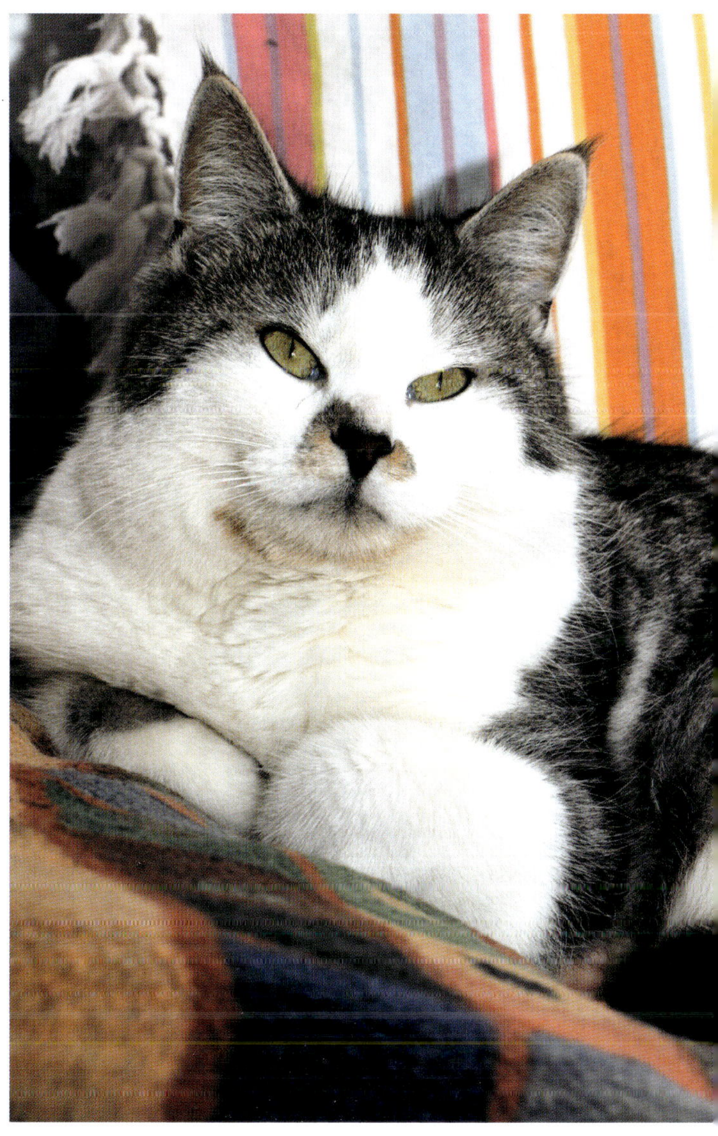

Literaturempfehlungen

Bach-Blüten für Tiere:

Edelmann, Renate: Mit Bach-Blüten unsere Haustiere heilen. Ansata, Interlaken.

Meyerdirks-Wüthrich, Ute: Bach-Blüten-Therapie für Pferde. Franckh-Kosmos, Stuttgart.

Scheffer, Mechthild: Die Original Bach-Blütentherapie für Haustiere, Ariston Verlag, München, 2005.

Bach-Blüten für Menschen:

Bach, Edward: Blumen, die durch die Seele heilen – Ausgewählte Originalschriften, Ullstein Verlag, Berlin, 2004.

Blome, Dr. med. Götz: Das neue Bach-Blüten-Buch. VAK-Verlag, Kirchzarten, 2008.

Krämer, Dietmar: Neue Therapien mit Bach-Blüten, Band 1–3, Ansata Verlag, München, 2007, 2003, 2012.

Maschmann-Ringe, Friederike: Der Blütenstrauß des Edward Bach, Verlag Droemer Knaur, München, 1995 (Bezugsquelle: leider nur antiquarisch erhältlich).

Scheffer, Mechthild: Die Original Bach-Blüten-Therapie: Das gesamte theoretische und praktische Bach-Blütenwissen, Hugendubel Verlag, München, 2008.

Schmidt, Sigrid: Bach-Blüten für innere Harmonie, Gräfe & Unzer Verlag, München, 2005.

Schmidt, Sigrid: Bach-Blüten für Kinder, Gräfe & Unzer Verlag, München, 2007.

Tierpsychologie:

Aldington, Eric H. W.: Was tu ich nur mit diesem Hund? – Von der gewaltfreien (Um)Erziehung des Hundes. Wie und warum Verhaltensstörungen entstehen, wie man sie rechtzeitig erkennt, vermeidet und behebt, Kynos Verlag, Nerdlen/Daun, 2007.

Baumgart, Liesel: Angelo – Ein Hunde-Engel auf Erden, Monsenstein und Vannerdat, Münster, 2006 (weitere Informationen auf www.angelo-buch.de)

Morris, Desmond: Dogwatching, die Körpersprache des Hundes, Heyne Verlag, München, 2007.

Catwatching, die Körpersprache der Katze, Heyne Verlag, München, 2007.

Horsewatching, die Körpersprache des Pferdes. Heyne, München, Heyne Verlag, München, 2005.

Mugford, Dr. Roger: Hundeerziehung 2000 – Irrtumfreies Lernen, Kynos Verlag, Nerdlen/Daun, 2001.

Roberts, Monty: Das Wissen der Pferde – und was wir Menschen von ihnen lernen können, Verlag Lübbe, 2002.

Münchberg, Angela: Mentale Gespräche mit Hunden: Telepathie – die andere Art der Kommunikation, Cadmos Verlag, Brunsbek, 2008.

Tellington-Jones, Linda: Der neue Weg im Umgang mit Tieren: Die Tellington-TTouch-Methode. Gemeinsam zu Vertrauen, Wohlbefinden und Gesundheit, Franckh-Kosmos Verlag, Stuttgart, 2005.

Schüßler-Salze:

Hand, Marlies, und Baumgart, Liesel: Schüßler-Salze für Hunde, Oertel + Spörer, Reutlingen, 2009 (anwendbar für alle Tiere und Tierhalter).

Rohfutter

Knocks-Münchberg, Angela: Katzen naturnah ernähren, SHAKER media, 2014.

Reinerth, Susanne: Natural Dog Food – Rohfütterung für Hunde, Books on Demand, Norderstedt, 2005.

Reinerth, Susanne: Natural Cat Food – Rohfütterung für Katzen, Books on Demand, Norderstedt, 2008.

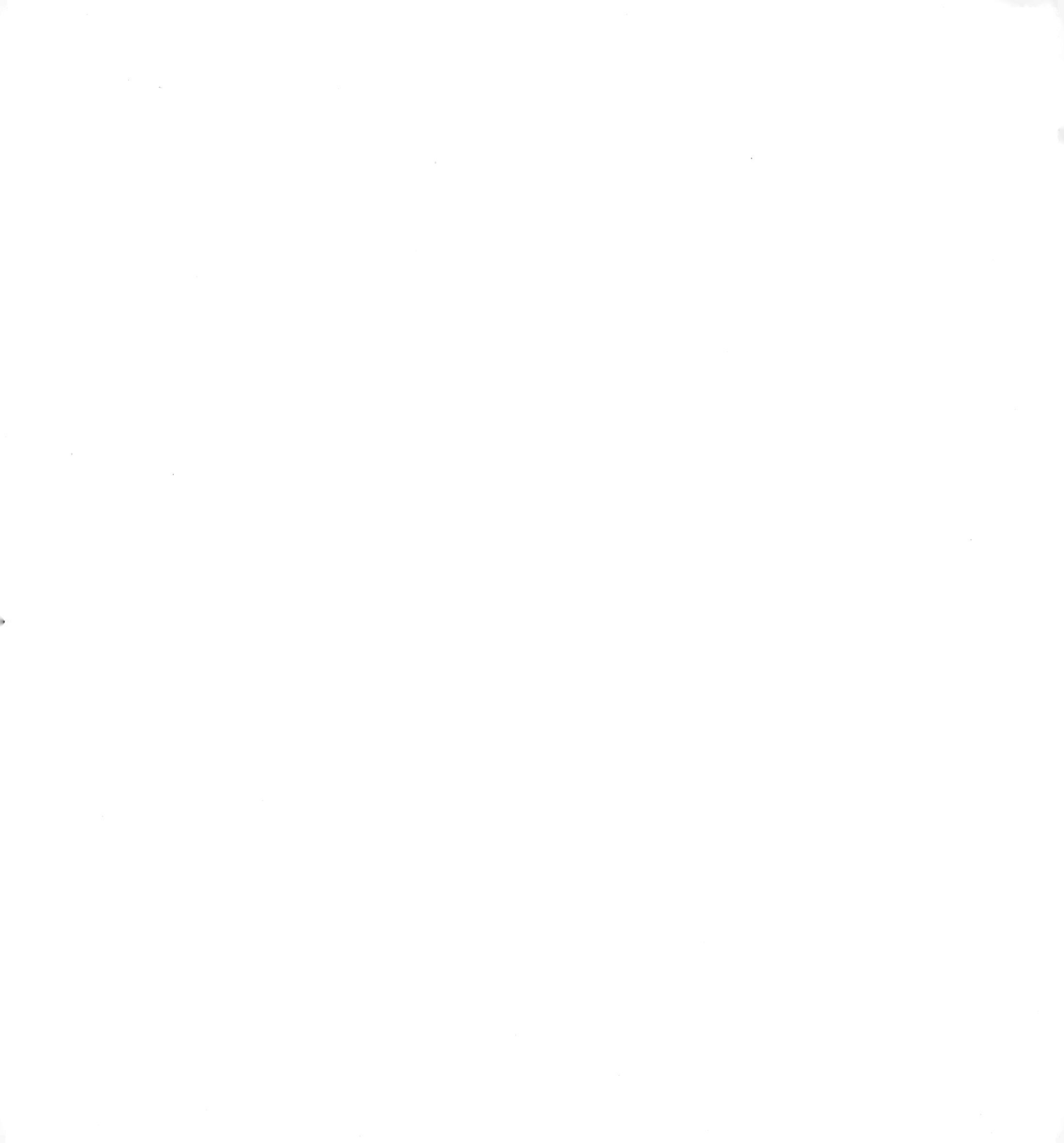